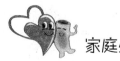

家庭必备偏验方系列

消化疾病偏验方

主编　王惠娟

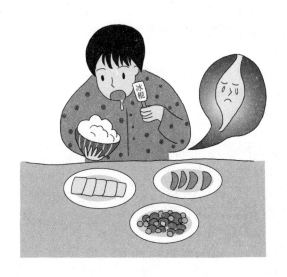

中国医药科技出版社

内 容 提 要

　　本书引用、收集了民间流传、医家常用，以及一些报刊、书籍所载的治疗消化系统常见疾病的偏验方，并以中医药理论为依据，以辨证施治为原则，去粗存精，每方包括组成、制法用法和功效主治。其内容丰富，用料采集方便，制作介绍详细，用法明确。可供基层医师及中医药爱好者参考阅读。

图书在版编目（CIP）数据

消化疾病偏验方 / 王惠娟主编 . — 北京：中国医药科技出版社，2017.5

（家庭必备偏验方系列）

ISBN 978-7-5067-8870-0

Ⅰ．①消…　Ⅱ．①王…　Ⅲ．①消化疾病—土方—汇编

Ⅳ．① R289.2

中国版本图书馆 CIP 数据核字（2016）第 294690 号

美术编辑　陈君杞

版式设计　也　在

出版　中国医药科技出版社

地址　北京市海淀区文慧园北路甲 22 号

邮编　100082

电话　发行：010 – 62227427　邮购：010 – 62236938

网址　www.cmstp.com

规格　880 × 1230mm $^1/_{32}$

印张　$4\,^7/_8$

字数　108 千字

版次　2017 年 5 月第 1 版

印次　2017 年 5 月第 1 次印刷

印刷　北京九天众诚印刷有限公司

经销　全国各地新华书店

书号　ISBN 978-7-5067-8870-0

定价　**25.00 元**

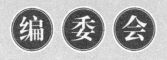

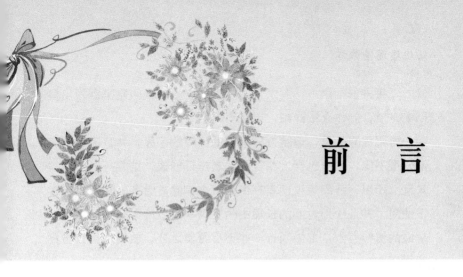

前　言

　　古人有"千方易得，一效难求"的说法。《内经》有"言病不可治者，未得其术也"。"有是病，必有是药（方）"。对于一些家庭常见疾病，一旦选对了方、用对了药，往往峰回路转，出现奇迹。

　　本丛书包括：呼吸疾病、消化疾病、糖尿病、高血压、心血管疾病、高脂血症、痛风、肝病、肾病、肿瘤、风湿性疾病、男科疾病、妇科疾病、儿科疾病、美容养生、失眠、疼痛、五官科疾病，共计 18 分册。每册精选古今文献中偏验方几百首，既有中药内服偏验方，又有中药外用偏验方和食疗偏方。每首偏验方适应证明确，针对性强，疗效确切，是家庭求医问药的必备参考书。

　　本套丛书引用、收集了民间流传、医家常用以及一些报刊、书籍所载的偏验方，并以中医药理论为依据，以辨证施治为原则，依托中医证型，进行分门别类，去粗存精，避免了众方杂汇、莫衷一是的弊端，使之更加贴近临床，贴近患者，贴近生活，以期达到读之能懂、学以致用、用之有效的目的。

　　本书收载了大量治疗消化疾病的有效中药内服偏验方和食疗

偏方，每方包括组成、制法用法和功效主治。其内容丰富，用料采集方便，制作介绍详细，用法明确。

需要提醒的是，偏验方只是辅助治疗的手段，并且因患者病情分型不同，治疗也会大相径庭，若辨证错误，结果可能会适得其反。所以，强烈建议读者在使用书中偏验方时务必在医生指导下使用，并且使用时间的长短由医生来决定。由于我们的水平和掌握的资料有限，书中尚存一些不尽善美之处，敬请广大读者批评指正。

编者

2016 年 10 月

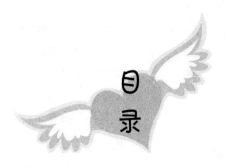

目录

第二章　功能性消化不良　/　28

目 录

第三章　反流性食管炎 ／ 39

第四章　慢性腹泻　/　48

第六章　肠炎　/　98

第一节　中药内服偏验方　/　99

第七章　便秘　/　112

目 录

第二节　食疗偏方　/　120

第一章　胃炎

　　胃炎是指多种不同病因引起的胃黏膜急性和慢性炎症。按临床发病缓急，一般可分为急性胃炎和慢性胃炎。急性胃炎发病急骤，轻者仅有上腹不适、疼痛、厌食和恶心、呕吐；严重者可出现呕血、黑便、脱水、电解质及酸碱平衡紊乱，有细菌感染者常伴有全身中毒症状。慢性胃炎有浅表性、萎缩性和特殊类型三大类。慢性胃炎病程迁延，大多无明显症状和体征，一般仅见饭后饱胀、泛酸、嗳气、无规律性腹痛等消化不良症状。

一、慢性胃炎

　　最常见的慢性胃炎，属中医学"胃脘痛""痞满""吞酸""嘈杂""纳呆"等范畴。中医认为，慢性胃炎多因长期情志不遂，饮食不节，劳逸失常，导致肝气郁结，脾失健运，胃脘失和，日久中气亏虚，从而引发种种症状。慢性胃炎主要分为以下证型。

1. 食滞伤胃型

　　饮食不节致脾胃受损，食积胃脘，胀满痞痛，恶心呕吐，嗳腐吞酸，大便秘结有腐败异臭，舌质红、苔厚黄腻，脉象弦滑。证属食滞伤胃、腑气不通，宜健脾和中、消食开胃。

2. 脾胃虚寒型

胃脘坠胀不舒，食欲不振，呕吐酸水，隐隐作痛，遇寒加重，得暖则轻，饿时疼甚，进食稍减，大便稀溏，神疲乏力，舌质淡、胖大、边有齿印、苔薄白，脉象沉细弱或浮大无力。证属中气不足、脾胃虚寒，宜补中益气、健脾温胃。

3. 胃阴亏虚型

胃脘灼热疼痛，嘈杂不适，虽饥而纳差，口干口渴，大便艰涩，舌质红有裂纹、舌苔光剥或少苔，脉象弦细数。证属肝脾不和、胃阴亏虚，宜疏肝健脾、益阴养胃。

4. 热邪犯胃型

胃脘灼热疼痛，嘈杂易饥，口苦咽干，泛吐酸苦水，便秘，舌质红苔薄黄，脉象弦细。证属热邪犯胃、中焦郁滞，宜疏利中焦、清热和胃。

5. 肝郁犯胃型

胃脘痞满隐痛，两胁撑胀疼痛，嗳气频频，时有泛酸，食欲减退，舌质红苔薄白微黄，脉象弦细。证属肝郁气滞、胃失和降，宜疏肝理气、健脾安胃。

6. 瘀滞伤胃型

胃脘刺痛或锐痛，痛处拒按，时感胃部灼热嘈杂，纳差，舌质暗紫有瘀斑、苔薄黄，脉象涩滞。证属气滞血瘀、郁热伤胃，宜活血化瘀、行气理胃。

7. 肝火犯胃型

因久病脾胃气虚，情志不舒，郁而化火，致使胃脘痞满隐痛，食后疼痛加重，经常烧心反酸，口苦发黏，便溏，舌质淡红、苔黄腻，脉细数。证属虚实夹杂、肝火犯胃。

8.湿困脾胃型

胃脘痞闷，纳呆，少食即感胀，口淡无味，渴而少饮，肠鸣辘辘，大便稀溏，身重乏力，困倦懒动，舌质淡胖、苔白腻，脉象濡细。证属湿阻脾胃、困遏中焦，宜健脾祛湿、理气醒胃。

二、急性胃炎

急性胃炎属中医学"胃脘痛""胃痞""呕吐"等范畴。根据本病的病因、临床症状及舌脉表现，临床上中医多按食滞胃脘型、暑湿犯胃型、寒邪犯胃型、胃热炽盛型、肝郁气滞型对急性胃炎进行辨证分型。

1.食滞胃脘型

胃脘胀满，疼痛拒按，或呕吐酸腐及不消化食物，吐后痛减，食后加重，嗳气反酸，大便不爽，舌质淡红、苔厚腻，脉滑实。

2.暑湿犯胃型

胃脘痞满，胀闷不舒，按之腹软而痛，纳差食减，口干而腻，头身沉重，肢软乏力，小便黄热，大便滞而不爽，或兼见发热恶寒，舌质红、苔白黄而腻，脉濡细或濡数。

3.寒邪犯胃型

胃痛猝发，痛无休止，得温则减，遇寒加重，多有受凉或饮食生冷病史，或伴见呕吐清水，畏寒怕冷，手足不温，喜食热饮，口淡不渴，舌苔薄白或白腻，脉沉迟。

4. 胃热炽盛型

胃脘疼痛，胀满，痛处灼热感，口干而苦，恶心呕吐，吐出物为胃内容物，有酸臭味或苦味，饮食喜冷恶热，大便干结，尿黄，舌质红、苔黄厚或黄腻，脉弦滑。

5. 肝郁气滞型

胃脘胀满，攻撑作痛，痛及两胁，情志不畅时更甚，或呕吐吞酸，嗳气频作，饮食减少，舌质淡红、苔薄白，脉弦。

第一节　中药内服偏验方

英胡干姜汤

【组成】蒲公英 25g，延胡索 10g，干姜 3g。

【制法用法】水煎服。每日 1 剂。

【功效主治】清热解毒，理气活血。主治慢性胃炎。

双黄连粉

【组成】金银花 30g，连翘 12g，黄连 6g。

【制法用法】制成粉剂口服。上药为 1 日量，每日 2 次，每次 600mg，用开水溶化为 30ml 口服，4 周为 1 个疗程。

【功效主治】清热解毒，消痈散结，燥湿泻火。主治慢性胃炎。

益母汤

【组成】益母草 30g，茯苓 15g，甘草 6g，红花、干姜、延胡索、白术各 10g。

【制法用法】水煎服。每日 1 剂。

【功效主治】益气活血，温胃散寒。主治慢性胃炎。

良姜理胃汤

【组成】枳壳、厚朴、青皮、延胡索、川椒、良姜各 10g，砂仁 15g，香附 20g，神曲 30g。

【制法用法】水煎服。每日 1 剂。

【功效主治】健胃化滞，行气止痛。主治慢性胃炎。

二白汤

【组成】白术 20g，白芍、草豆蔻各 15g，柴胡、半夏、瓜蒌、黄连各 10g。

【制法用法】水煎服。每日 1 剂。

【功效主治】健脾化湿，理气开胃。主治慢性浅表性胃炎。

白芍党参汤

【组成】白芍、党参各 25g，白芷、延胡索各 15g，陈皮 20g。

【制法用法】水煎服。每日 1 剂。

【功效主治】疏肝理气，生肌止痛。主治慢性浅表性胃炎。

丹参汤

【组成】丹参 18g，檀香、九香虫各 10g，砂仁 8g，党参 30g，白术 12g，甘草 3g。

【制法用法】水煎服。每日 1 剂。

【功效主治】调气化瘀，健脾益气。主治慢性浅表性胃炎。

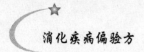

甘草桔梗汤

【组成】粉甘草 3g，秋桔梗 6g，川郁金、炒枳实各 9g，炙杷叶（包）、炙紫菀各 12g。

【制法用法】水煎 2 次共 400ml。每日 1 剂，每次 200ml，早、晚各服 1 次，20 天为 1 个疗程，最多 3 个疗程，平均 40 天。

【功效主治】温润肺气，行气开胃。主治慢性浅表性胃炎。

黄芪活血方

【组成】黄芪 20g，茯苓、丹参、蒲公英各 15g，白术、莪术、枳壳各 10g，黄连 5g，甘草 6g。

【制法用法】水煎服，复煎 1 次。每日 1 剂，分 3~4 次饭前半小时或饭后 2 小时温服。

【功效主治】健脾清热，调气活血。主治慢性浅表性胃炎、慢性糜烂性胃炎。

三棱汤

【组成】三棱、广木香、丹参、厚朴、白芍各 10g，甘草 6g。

【制法用法】水煎服。每日 1 剂，7 天为 1 个疗程。

【功效主治】活血化瘀，行气和胃。主治慢性浅表性胃炎。

丹参白芍方

【组成】黄芪 30g，蒲公英、丹参、白芍、百合各 20g，乌药、甘草、焦三仙各 10g。

【制法用法】水煎服。每日 1 剂。

【功效主治】益气活血，清热消积。主治慢性浅表性胃炎。

平胃散

【组成】苍术 15g，厚朴 9g，陈皮 9g，甘草 4g，生姜 3 片，大枣 2 枚。

【制法用法】水煎服。每日 1 剂。

【功效主治】燥湿运脾，行气和胃。主治慢性胃炎。

舒胃饮

【组成】白芍、炙甘草、姜半夏、黄芩、川厚朴各 9g，干姜 4g，黄连 3g，蒲公英 15g。

【制法用法】水煎服。每日 2 剂。

【功效主治】辛开苦降，理气消痞，缓急止痛。主治慢性萎缩性胃炎。

活络效灵丹

【组成】当归、丹参、乳香、没药各 15g。

【制法用法】水煎服。每日 1 剂，分 2~3 次服。

【功效主治】活血化瘀止痛。主治慢性萎缩性胃炎。

肝胃百合汤

【组成】百合 15g，柴胡、郁金、台乌药、川楝子、黄芩、丹参各 10g，甘草 6g。

【制法用法】水煎服。每日 1 剂。

【功效主治】疏肝理气，活血止痛。主治慢性萎缩性胃炎。

黄芪建中汤

【组成】炙黄芪 20g，桂枝、炒白芍、香附、高良姜各 10g，炙甘草、生姜、大枣各6g。

【制法用法】水煎服。每日1剂，分2~3次服。

【功效主治】温脾暖胃，缓急止痛。主治胃炎。

理中汤

【组成】党参30g，白术、干姜、茯苓各15g，炙甘草6g。

【制法用法】水煎服。每日1剂，分3次温服。

【功效主治】温中祛寒，补气健脾。主治脾胃虚寒型慢性胃炎。

良附丸

【组成】高良姜、香附各10g。

【制法用法】水煎服。每日1剂，分2次服。

【功效主治】温胃止痛。主治寒邪直中型急性胃炎。

清中汤

【组成】黄连12g，栀子、半夏、茯苓、白豆蔻、陈皮、甘草各10g。

【制法用法】水煎服。每日1剂，分2次服。

【功效主治】清热化湿，理气和胃。主治湿热并重或热重于湿型之胃炎。

刘寄奴合剂

【组成】刘寄奴30g，栀子、郁金、连翘各10g，甘草6g，麦芽30g。

【制法用法】水煎服。每日1剂，分2次服。

【功效主治】清热和胃，活血止痛。主治胃炎。

枳术丸加味

【组成】枳实15g，白术、白芍各30g，延胡索24g，甘草6g。

【制法用法】水煎服。每日1剂。

【功效主治】健脾理气，缓急止痛。主治胃炎。

小贴士

中医对慢性胃炎引起的"胃脘痛"的辨证施治方法

慢性胃炎引起的"胃脘痛"分为以下几个证型。

1. 血瘀型

胃脘刺痛，拒按，痛有定处，固定不移，可伴有吐血、便血等症，舌质紫暗，脉涩。证属气滞血瘀。治宜活血化瘀，行气止痛。药用：旋覆花、生赭石、杏仁、橘红、当归、白芍、香附、丹皮、延胡索、丹参。

2. 实热型

胃脘灼痛，喜凉拒按，伴吞酸、口干、口苦，大便干燥，小便黄，舌红、苔黄，脉弦数。证属肝胃郁热，气机失畅。治宜疏肝泄热，理气和胃。药用：旋覆花、代赭石、杏仁、橘红、焦白术、酒黄芩、当归、白芍、香附、川黄连。

3. 虚寒型

胃脘隐痛或冷痛，喜暖喜按，空腹时加重，伴畏寒肢冷便溏等症，舌淡红、苔薄白，脉沉迟。证属脾胃虚寒，气机阻滞。治宜健脾温中，理气散寒。药用：党参、藿香、白术、茯苓、当归、白芍、砂仁、吴茱萸、香附、肉桂。

4. 阴虚型

胃脘隐痛，缠绵难愈，伴有口干、大便干燥等症，苔少，脉细；阴虚有热者可见五心烦热、胃脘灼热感、舌红脉数等症。证属胃阴亏损，治宜养阴益胃。药用：北沙参、麦冬、石斛、玉竹、生地、当归、白芍、乌梅、炒知母、炒黄柏、扁豆、生甘草。

5. 脾虚型

胃脘隐痛或胀痛，伴有乏力，四肢酸软，纳呆。腹胀便溏，舌质淡，脉沉滑。证属脾胃虚弱，治宜健脾胃。药用：党参、白术、茯苓、生甘草、薏苡仁、当归、白芍、佛手、藿香、砂仁。

6. 气滞型

胃脘胀痛或胀满堵闷，拒按，吐后及矢气后痛减，往往可见嗳气酸腐，呕吐不消化食物，大便不爽等症，纳差，舌苔厚腻，脉沉滑，多有暴饮暴食史。饮食停滞，气体不畅。治宜消食导滞，理气和中。药用：旋覆花、生赭石、杏仁、橘红、焦白术、酒黄芩、焦三仙、砂仁、藿香、炒菜菔子。

第二节 食疗偏方

双青木香粥

【组成】大青叶10g,木香6g,青黛5g,粳米100g,白糖30g。

【制法用法】将大青叶、木香用水洗净,与青黛粉混合,装小布袋中,扎口备用。粳米淘洗干净,晾干,放入锅中,中火炒至微黄略焦,散发香气时,加适量水,将药袋放入同煮,大火煮沸后,改中火煨30分钟,取出药袋,再煮20分钟,直至粥黏稠,调入白糖即成。早晚分服。

【功效主治】清热解毒护膜,行气和胃定痛。适用于胃热炽盛型急性胃炎。

蛇舌草扁豆粥

【组成】扁豆50g,白花蛇舌草30g,玉米100g,大枣10枚。

【制法用法】将白花蛇舌草洗净,入锅中,加适量水,大火煮沸后,改中火煨30分钟,去渣留汁。将扁豆、玉米、大枣洗净,倒入锅中,加入白花蛇舌草煎汁,并加适量清水,大火煮沸后,改小火煨煮至扁豆、玉米熟烂。早晚分服。

【功效主治】清胃解毒,健脾和中。适用于胃热炽盛型急性胃炎。

鲫鱼糯米粥

【组成】鲫鱼1~2条,糯米50g。

【制法用法】将鲫鱼去鳞，除内脏洗干净，将糯米与鲫鱼同放于锅中，文火煮粥。早晚分食，当日食完。

【功效主治】补中益气，健脾和胃。适用于慢性胃炎。

二梗茶

【组成】苏梗20g，藿梗15g，陈皮10g，绿茶2g。

【制法用法】将苏梗、藿梗、陈皮洗净，入锅加水适量，大火煮沸，改小火煎煮20分钟，去渣取汁，趁热冲泡绿茶，加盖焖10分钟即成。代茶频频饮用，当日饮完。

【功效主治】疏肝理气，解郁和胃。适用于肝郁气滞型急性胃炎。

鲜芦根粥

【组成】鲜芦根、粳米各100g，石斛20g。

【制法用法】芦根洗净，切段，与石斛一起放入锅中加水煎煮30分钟，去渣取汁，与洗净的粳米同煮成稠粥。上、下午分服。

【功效主治】清胃，生津，止呕。适用于胃热炽盛型急性胃炎。

胡萝卜炒陈皮瘦肉丝

【组成】胡萝卜200g，陈皮10g，瘦猪肉100g。

【制法用法】胡萝卜切丝，猪肉切丝后加盐、黄酒拌匀，陈皮浸泡至软切丝。先炒胡萝卜至成熟后出锅，再用油炒肉丝、陈皮3分钟，加入胡萝卜丝、少许盐、黄酒同炒至干，加水少量焖烧3~5分钟，撒入香葱即成。佐餐食用。

【功效主治】健脾消食，宽胸理气。适用于胃炎患者之胸膈痞闷、食欲不佳。

丁香鸭

【组成】公丁香 5g，肉桂 5g，草豆蔻 5g，鸭子 1 只（约 1000g）。

【制法用法】鸭子洗净，公丁香、肉桂、草豆蔻用清水 3500ml 煎熬 2 次，每次 20 分钟，滤出汁，约 3000ml，将药汁倒入砂锅，放入鸭子，加葱、姜，用文火煮至七成熟，捞出晾凉。在锅中放卤汁，将鸭子入卤汁煮熟，捞出，卤汁中加冰糖 10g 及少许盐、味精，再放入鸭子，用文火边滚边浇卤汁，皮色红亮时捞出，抹麻油即成。佐餐食用。

【功效主治】理气温中止痛。适用于胃炎患者。

消食粥

【组成】谷芽 30g，山楂、枳实各 10g，粟米 200g。

【制法用法】将谷芽、山楂、枳实洗净，装入纱袋中，扎紧袋口。粟米淘洗干净，与药袋一同放入锅中，加适量水，大火煮沸后，改中火煨煮 20 分钟，取出药袋，继续用小火煨煮至粟米熟烂即成。早晚分食，当日食完。

【功效主治】消食化积，和中开胃。适用于食滞胃脘型急性胃炎。

蒲公英饮

【组成】鲜蒲公英 500g，精盐 2g。

【制法用法】春、夏蒲公英开花前或刚开花时挖取，洗净；

精盐用200ml温开水溶化；将蒲公英捣烂，取汁，兑入淡盐水中，即成。上、下午分服。

【功效主治】清胃利胆，清化湿热。适用于胃热炽盛型急性胃炎。

陈皮油淋鸡

【组成】公鸡1只（约1500g），陈皮20g。

【制法用法】清水1000~1500ml，加入一半陈皮及姜、葱、花椒、盐少量，把洗净的鸡放入煮至六成熟，捞出。卤汁入锅，烧沸，再放入鸡，用文火煮熟，捞出待用。锅内留卤汁少许，放入10~30g冰糖及少许味精、盐收成汁，涂抹在鸡表面上。菜油入锅内，烧熟，另一半陈皮，切丝炸酥。将鸡倒提，用热油反复淋烫至颜色红亮为度，再往鸡的表面抹上麻油，然后切成小块装盘，撒上炸酥的陈皮丝即成。佐餐食用。

【功效主治】理气开胃。适用于胃炎患者。

金橘饮

【组成】金橘200g，白蔻仁20g，白糖适量。

【制法用法】金橘加水用中火烧5分钟，再加入白蔻仁、白糖，用小火略煮片刻即可。佐餐食用。

【功效主治】疏肝解郁，调和脾胃。适用于胃炎患者。平素见胁下胀痛、嗳气不舒，都可试用本方。

胡桃山楂汁

【组成】核桃仁30g，鲜山楂200g，白糖15g，米汤1000ml。

【制法用法】取核桃仁和鲜山楂用水洗净后，于果汁机内取汁，加白糖调味后饮用。随意饮服米汤，直至失水症状缓解为止。

【功效主治】生津液，润胃肠，消饮食，补肺肾。适用于急性胃炎患者失水期。

桃汁牛奶

【组成】水蜜桃 500g，牛奶 500ml，米汤 500ml，白糖适量。

【制法用法】将水蜜桃洗净、去皮、去核后，在果汁机中取汁，与牛奶混匀。桃汁牛奶加白糖调味后饮用。随意饮服米汤。

【功效主治】补益气血，养阴生津。适用于急性胃炎患者失水期。

杨梅荸荠汁

【组成】杨梅 500g，荸荠（马蹄、地栗）500g，白糖适量，米汤 500~1000ml。

【制法用法】杨梅洗净，荸荠洗净，去皮后在果汁机中取汁。上汁加白糖调味后饮用。米汤可与杨梅、荸荠汁混匀饮用，也可根据病情和身体失水程度酌情饮用。每日 1 剂。

【功效主治】生津止渴，清热解毒。适用于急性胃炎患者失水期。

丁香姜糖

【组成】白砂糖 50g，生姜末 30g，丁香粉 5g，香油适量。

【制法用法】白砂糖加少许水，放入砂锅，文火熬化，加生姜末、丁香粉调匀，继续熬至挑起不黏手为度。另备一大搪瓷盆，涂以香油，将熬的糖倒入摊平。稍冷后趁软切作 50 块。

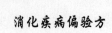

佐餐食用。

【功效主治】温中降逆，益气健脾。适用于胃炎患者。

猪肚猴头菇汤

【组成】猪肚 1 只，猴头菇 100g，莲肉 30g，红枣 10 枚。

【制法用法】先将洗净的猪肚在高压锅里煮 10 分钟，捞起后用清水洗净泡沫，切成条状。同时用温水泡发猴头菇，莲子去皮、心，红枣去核，将四物放入砂锅，加黄酒、酱油、糖适量，烧开后加水，再用文火炖至猪肚酥烂。佐餐食用。

【功效主治】醒脾健胃。适用于胃炎日久，口味全无，大便溏烂，胃脘隐痛。

杨桃汁

【组成】杨桃（鲜）500g，白糖适量，米汤或鲜鱼汤 500ml。

【制法用法】将杨桃洗净，横切成薄片（呈五星状），置果汁中取汁。杨桃汁用白糖调味后饮用。根据病情和身体失水程度，米汤或鲜鱼汤可随症单独饮用，也可与杨桃汁混匀饮食。

【功效主治】清热生津，健脾消食。适用于急性胃炎患者失水期。

草莓山楂汁

【组成】草莓 500g，鲜山楂 500g，米汤或鲜骨头汤适量，白糖少许。

【制法用法】将草莓洗净，鲜山楂洗净后切块、去核，分次放入果汁机中取汁（残渣亦可熬水服用）。上汁可用白糖调味，或用米汤、鲜骨头汤稀释后分次饮用。每日 1 剂。

【功效主治】化食消积，止呕镇痛。适用于急性胃肠炎、消化不良患者。

生姜藕汁

【组成】生姜50g，甜藕500g，大蒜20g，稠米汤500~1000ml，白糖少许。

【制法用法】将生姜洗净，横切成薄片；甜藕洗净，横切成薄片；大蒜去外皮后洗净；分次放入果汁机中取汁（残渣亦可煎汤服）。上汁用糖调味，或米汤稀释。分1~3次饮用。

【功效主治】养胃，消食，解毒。适用于急性胃炎、腹泻患者失水期，脘腹冷痛者。

鹌鹑山药粥

【组成】鹌鹑1只，鲜山药100g（或山药粉20g），粳米50g，姜末、葱花、食盐各适量。

【制法用法】鹌鹑宰杀后去毛、内脏，冲洗干净后，剁切成大块；鲜山药去须根，刮去外皮，切成大块；粳米淘洗干净，共入砂锅内，注入清水约2000ml，文火熬至骨酥肉烂，粥稠，加辅料调味服食。佐餐食用。

【功效主治】补脾益胃，化食消积，保健强身。适用于急性胃炎患者恢复期。

酸梅萝卜汁

【组成】酸（青）梅500g，白萝卜500g，稠米汤500~1000ml，白糖适量。

【制法用法】将酸（青）梅洗净、去核，白萝卜去根、须、蒂后切块，分次放入果汁机中取汁（残渣亦可煎汤服用）。上汁可用白糖调味，或用米汤稀释后分次饮用。每日1剂。

【功效主治】健胃消食，清热解毒。适用于急性胃炎、痢疾患者。

山楂麦芽汁

【组成】鲜山楂500g，鲜麦芽500g，米汤或去脂鲜肉汤适量，白糖少许。

【制法用法】鲜山楂洗净、去核，切块；鲜麦芽洗净，撕碎，分次放入果汁机中取汁（残渣亦可煎汤服）。上汁可加糖调味，或用米汤、去脂鲜肉汤稀释后分次饮用。每日1剂。

【功效主治】化食消积，止呕镇痛。适用于急性胃肠炎、腹泻患者失水期，消化不良的患者。

山药香菇鸡丝粥

【组成】粳米50g，鲜山药100g（或干山药饮片、粉15g），嫩豌豆100g（干品30g），鲜香菇150g（干品50g），鸡胸脯肉100g，葱、香菜各10g，生油少许；黑胡椒粉、味精、食盐、酱油、白糖各适量；鲜汤或骨头汤约2000g。

【制法用法】将鲜山药去须根，刮去皮后洗净切片；鸡胸脯肉、鲜香菇分别洗净后切成丝；粳米、嫩豌豆淘洗干净；葱、香菜洗净后切碎备用。将生油烧热后，加入鸡胸脯肉、香菇爆香，注入鲜肉汤或骨头汤、酱油，放入粳米、山药、豌豆，大火烧开后撇去浮沫，改为小火熬成稀烂粥。出锅前用葱、香菜、黑胡椒粉、味精、盐、糖等调味，温热时徐徐服食。每日1剂。

【功效主治】补益脾胃，保健强身。适用于急性胃炎患者恢复期及正常人。

砂仁山药鱼头汤

【组成】砂仁6g，山药20g，鳙鱼头1个（约300g），冬菇、火腿各30g，豆腐1块（约200g）；葱节20g，料酒20ml，姜片20g，豆瓣酱10g，食盐5g，素油适量，鲜汤500ml。

【制法用法】砂仁研成细粉，鱼头去鳃、洗净；冬菇洗净，切片；火腿用热水清洗干净，切片；豆腐切成长方块；山药刮洗干净，切片。炒锅预热后，用素油将葱节、姜片和豆瓣酱爆香，放入鱼头，翻炒几下，注入鲜汤（或清水）约500ml，加入砂仁粉、冬菇、山药片、料酒、食盐，置中火上炖25分钟，将豆腐放入，再煮几分钟即成。每日1剂。空腹或佐餐食用。

【功效主治】补脾胃，益气血。适用于急性胃肠炎、腹泻患者恢复期。

黄花淡蛋汤

【组成】黄花菜200g，淡菜50g，木耳10g，鸡蛋1个；姜末、葱花、精盐、香油各适量；鲜汤500ml。

【制法用法】将黄花菜、淡菜、木耳发胀，漂洗干净后，共入烧沸的鲜汤锅中，煮沸15分钟后，加入辅料调味即成。每日1次。温热服食。

【功效主治】清热解毒，润肠宽中。适用于急性胃肠炎患者恢复期及正常人。

米粉香芋汤

【组成】芋头200g，米粉100g，小白菜150g，猪五花肉

150g，虾仁 50g；葱、香菜各 10g，黑胡椒粉、食盐各适量，味精
少许。

【制法用法】将芋头去皮洗净切块；小白菜洗净切段，猪五
花肉刮洗干净切丝，葱、香菜洗净后切成碎花备用。将猪肉丝
在烧热的锅内爆香，下芋块翻炒入味，注入清水约 1500g 煮熟
透后，把米粉、虾仁放入锅内，烧开几分钟后放入小白菜，再
煮沸几分钟，最后用葱、香菜、盐、味精、黑胡椒粉调味。每
日 1 剂温服。

【功效主治】健脾胃，滋肾阴。适用于急性胃炎患者恢复期
及正常人。

山药萝卜粥

【组成】鲜山药 150g，红皮萝卜 200g，粳米 100g；骨头汤或
鲜肉汤 1500g，食盐 3g。

【制法用法】鲜山药、红皮萝卜分别刮洗干净后，切成小丁，
粳米淘洗干净，共入锅内，注入骨头汤或鲜肉汤，小火熬成稀烂
粥，用盐调味后温服。每日 1 剂。

【功效主治】健胃消食，顺气生津。适用于急性胃炎患者恢
复期。

胡萝卜煲螺

【组成】胡萝卜 300g，田螺肉 200g，生油 15g，鲜汤 500ml；
绍酒 20g，葱段、姜片、酱油、芡粉、味精各适量；白糖 1g，盐
3g，香油 20g。

【制法用法】胡萝卜洗净，切成 3cm 见方小块；田螺肉漂洗
干净后切成片；生油在热锅中将葱段、姜片爆香后，下田螺片翻

炒出香味，注入鲜汤，加入胡萝卜、绍酒、盐、白糖、酱油，用武火烧沸，文火煲 10 分钟，调入味精，勾芡即成。每日 1 次。温热服食，细嚼慢咽。

【功效主治】清热解毒，消炎止痛。适用于急性胃炎、肠炎患者恢复期。

豆豉田螺汤

【组成】淡豆豉 30g，田螺肉、番茄各 100g；白糖 2g，姜、葱、精盐各 5g，花生油 15g，味精 1g，鲜汤或骨头汤 500ml。

【制法用法】淡豆豉洗净；田螺肉、番茄分别洗净，切片；姜切片或碎粒，葱切成马耳朵状或葱花。将花生油在炒锅中预热后，下姜、葱爆香，加田螺肉、淡豆豉、精盐、白糖，注入鲜汤或骨头汤 500ml，武火煮沸 5 分钟，加入番茄片煮沸，加入味精、食盐调味即成。每日 1 次。

【功效主治】清热解毒，补益气血。适用于急性胃肠炎患者恢复期。

羊肉健胃面

【组成】羊肉 150g，草果 5g，山药粉 20g，面粉 80g，豆粉 20g，荞面粉 30g；生姜 20g，胡椒粉 5g，精盐 3g，味精 1g，葱花 5g。

【制法用法】草果洗净、生姜洗净，拍酥碎，装入纱布袋中，扎紧袋口，羊肉洗净，切成长方条，入锅加水，用文火煨炖成约 400~500ml 的羊肉汤（去纱布药袋）；山药粉、面粉、豆粉、荞面粉加水制成面片，下入滚沸的羊肉汤中煮熟（加生水 2 次，煮沸 2 次）兑入其余佐料，温服，细嚼慢咽。作主食食用。

【功效主治】温胃止痛，健脾补虚。适用于急性胃炎患者恢复期。

银耳豆腐肉蛋汤

【组成】豆腐约300g，鸡胸脯肉50g，泡发银耳100g，鸡蛋1个；精盐2g，葱花5g，鲜汤500ml。

【制法用法】将泡发银耳去根蒂，撕成瓣片；豆腐切成长方块；鸡胸脯肉剁成蓉，放在碗里，打入鸡蛋，搅成浆；将备好的豆腐块、银耳放入锅内，注入鲜汤，煮沸15分钟后，加入鸡蛋肉浆，搅散，再煮5分钟，加盐调味，盛于大碗中，撒上葱花即可。空腹或佐餐食用。

【功效主治】益气和中，生津润燥，清热解毒。适用于急性胃肠炎患者恢复期。

素馅鲜馄饨

【组成】馄饨皮、冬笋、红豆各200g，腌雪里蕻150g；精盐3g，白糖、花生油各10g，鲜酱油6g，榨菜1块（约20g），紫菜5g，味精、葱花、蒜泥各适量。

【制法用法】腌雪里蕻清洗干净，沥干，剁成碎末；冬笋去壳、洗净，切成细粒；榨菜洗净、切成末；红豆淘洗干净后与笋粒煮沸30分钟后沥干，剁成碎末，与雪里蕻末、榨菜末、白糖、酱油、味精、部分花生油拌匀成馅。每张馄饨皮中包入适量的馅料，做成生馄饨坯。煮锅内放入清水、精盐、紫菜（洗净）、花生油、味精、榨菜末烧开制鲜汤约500ml，备用。将生馄饨坯煮熟或蒸熟，再加入制好的鲜汤碗内，趁热食用，细嚼慢咽，可加葱花、蒜泥调味，徐徐服食。作主食食用。

【功效主治】营养健身，凉血消肿。适用于急性胃炎肠炎患者恢复期及正常人。

砂药炖猪肚

【组成】砂仁 6g，山药 20g，猪肚 200g；生姜 20g，葱花 5g，食盐 3g，料酒 10g，味精 1g，鲜汤 800ml。

【制法用法】砂仁、山药分别洗净去浮尘；猪肚洗净后切成长条，用少许盐和料酒入味；生姜洗净，拍碎；以上用料共入锅内，加清水或鲜汤约 800ml，大火烧开撇出浮沫，改小火炖至肚条酥；用味精、盐、葱花调味后温服，细嚼慢咽。佐餐食用。

【功效主治】温中健胃，化食滋阴。适用于急性胃炎患者恢复期。

菜豆肉丝粥

【组成】粳米、胡萝卜各 100g，豌豆 100g，饭豆 50g，虾仁 20g，猪瘦肉 100g，小白菜 50g；葱 10g，生油 12g，酱油、味精、胡椒粉、精盐各适量，鲜汤 2000ml。

【制法用法】将上述主料分别洗净，备用。猪瘦肉切丝，胡萝卜切丁，小白菜和葱切碎，备用。将生油烧热后，加入葱花、肉丝爆香，然后滴入少许酱油炒入味；然后再把米、豆、胡萝卜丁下锅轻炒几下，注入鲜汤（或清水）约 2000ml，待米、豆熟透之后，放入虾仁、小白菜，再煮沸 3~5 分钟，最后加盐、味精、胡椒粉调味，盛于碗中。空腹或佐餐热食，细嚼慢咽，徐徐服下。

【功效主治】补脾胃，益气血。适用于急性胃肠炎患者恢复期，保健养生者。

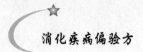

银耳香菇肉丝面

【组成】泡发银耳 50g，油（水）面 250g，猪瘦肉 50g，鲜香菇 50g，小白菜 100g；佐料各适量。

【制法用法】银耳去根蒂，撕成瓣片；猪瘦肉、小白菜、鲜香菇洗净。猪瘦肉切成丝，加盐入味，用部分湿芡粉上浆；香菇切成丝，小白菜切段；炒锅烧热后下生油，将肉丝爆香，再放入银耳、部分葱花、蒜泥、香菇炒出香味时，放入小白菜轻炒几下，加入清水继续煮至熟软，然后加入砂糖、醋、味精翻炒，下湿芡粉勾芡后盛入大碗中。另将油（水）面在开水锅中煮熟后，捞入盛有辅料的大碗中，加入盐、葱花、醋、味精、砂糖等拌匀。作主食食用。

【功效主治】益脾养胃，补气血。适用于急性胃炎患者恢复期。

香药豆腐汤

【组成】制香附子 10g，鲜山药片 50g，豆腐 300g，火腿 50g，豆苗 50g；葱花 15g，精盐、香油、鸡精各适量，鲜汤约 500ml。

【制法用法】香附子、山药片分别洗净；豆腐切成约 1 寸见方小块；火腿切成薄片；豆苗择洗干净。将炒锅置武火上烧热，加入鲜汤烧开，放入香附子和山药片，煮沸 20 分钟后加火腿片。豆腐块烧开 5 分钟，调入精盐、鸡精、香油，后入葱花、豆苗，汤沸即成。空腹或佐餐食用。

【功效主治】健脾益胃，行气消食，清热解毒。适用于急性胃肠炎、腹泻患者。

蕺蜇拌莴笋

【组成】蕺菜（俗名鱼腥草）250g，海蜇100g，莴笋150g；姜末、蒜泥、葱花、醋、酱油、芝麻油各适量。

【制法用法】蕺菜去老黄叶、须根、洗净后在沸水中汆一下，沥干后切段；莴笋去黄叶、削去皮，洗净后在沸水中汆一下，切成丝；海蜇去外膜，洗净、漂去多余的盐分，切丝。备好的主料置于盘中，加辅料依次拌匀，入味一刻钟（15分钟）后即可食用。空腹或佐餐食用均可，细嚼慢咽。

【功效主治】清热解毒，健胃消食，利湿消炎。适用于急性胃炎、肠炎患者恢复期。

羊杂香菇面

【组成】羊肾、羊舌、羊肝、羊肠各50g（均系洗净、煮至半熟的半成品），香菇100g，油（湿）面条200~500g；花椒面、姜末、料酒、胡椒粉、葱花、精盐、味精各适量。

【制法用法】羊肾、羊肝、羊舌分别切成薄片，羊肠切成段，用精盐、料酒腌匀；香菇洗净，一切两瓣。将羊杂和香菇放入锅内，加清水适量，放葱花、姜末，用武火烧沸后，改为文火炖至烂酥，放入面条；面条熟后放入精盐、味精、胡椒粉、花椒面，拌匀食用。作主食食用。

【功效主治】益气补虚，温中止痛，保健养生。适用于急性胃肠炎患者恢复期。

山药肉丸菜汤

【组成】山药粉20g，猪瘦肉150g，生菜200g，鸡蛋1个；

姜末、葱花各 15g, 精盐、味精各 3g, 芡粉适量, 鲜汤适量。

【制法用法】猪瘦肉洗净, 剁成肉末, 置于大碗中, 打入鸡蛋, 加入姜末、葱花、山药粉、盐（1g）、芡粉拌匀, 搓成数个肉丸；生菜洗净, 切段, 备用。将炒锅置武火上烧热, 注入鲜汤烧沸, 下肉丸, 快煮熟时加入生菜, 烧沸 3 分钟, 调入余下的精盐、味精即成。空腹或佐餐食用。

【功效主治】补脾胃, 益气血。适用于急性胃炎患者恢复期。

山药萝卜炖猪骨汤

【组成】鲜山药 500g, 红皮白萝卜 1000g, 带肉猪骨 500g；生姜 50g, 葱节 20g, 葱花 10g, 食盐 3~5g。

【制法用法】鲜山药去须根, 刮去外皮, 切块；红皮白萝卜洗净、切块；带肉猪骨洗净、剁成段；生姜洗净, 拍碎, 共入锅内, 大火烧开后撇去浮沫, 加入葱节, 改为文火炖至骨酥肉烂, 加盐和葱花调味后, 温热食用。每日 1 次。

【功效主治】健脾益胃, 滋阴润肠, 化食去积。适用于急性胃炎、肠炎患者恢复期。

山药淡蛋汤

【组成】山药 30g, 淡菜 25g, 紫菜 25g, 鸡蛋 1 个；食盐 3g, 葱花 5g, 鲜汤 500ml。

【制法用法】将山药洗去浮尘；淡菜、紫菜用清水泡发, 漂洗干净；共入烧沸的鲜汤中, 煮沸 30 分钟后打入鸡蛋, 搅匀, 加盐、葱花调味后烧开即成。每日 1 次, 温热服食。

【功效主治】滋阴, 润燥, 化食。适用于急性胃、肠炎患者恢复期。

番茄蛋汤

【组成】红番茄 250g，鸡蛋 1 个，猪瘦肉丝 50g，鲜汤 500ml；精盐、味精、葱花、花椒粉、胡椒粉、姜末、芡粉各适量。

【制法用法】红番茄在沸水中氽一下，撕去表皮，切成薄片；鸡蛋打入盛猪瘦肉丝的碗内，加入精盐、味精、葱花、花椒粉、胡椒粉、姜末拌匀，入味 10 分钟；鲜汤在锅内烧沸后，放入番茄薄片，烧开后放入入味的肉丝，煮沸 5 分钟后用辅料调味，芡粉勾成薄芡后入汤锅内搅匀，即可食用。每日 1 次。

【功效主治】补中和血，滋阴润燥。适用于急性胃炎患者恢复期及正常人。

小贴士

慢性胃炎患者的饮食禁忌

（1）忌辛辣刺激之物（也包括烟酒浓茶），因其对胃黏膜有刺激作用，加重炎性改变，故应忌之。

（2）忌过烫过冷的食物，食后会导致胃黏膜血管收缩而缺血，不利于炎症消退。

（3）忌坚硬粗糙之物，食后会使胃黏膜受到摩擦而损伤，也会加重消化不良。

（4）忌变质不洁之物，因其对胃黏膜有破坏作用，故而忌之。

（5）忌油腻韧性食物，食后会加重胃的负担和导致胃黏膜的损伤，故忌食。

第二章　功能性消化不良

消化不良是指具有上腹痛、上腹胀、早饱、嗳气、食欲不振、恶习、呕吐等不适症状，经检查排除引起这些症状的器质疾病的一组临床综合征，症状可持续或反复发作，病程一般规定为超过 1 个月或在 12 个月中累计超过 12 周，功能性消化不良是临床上最常见的一种功能性胃肠病，消化不良是一种常见的症候群，占消化疾病患者的20%~40%。

消化不良属于中医学"痞满""胃脘痛""嘈杂"等范畴。中医认为，本病多为肝郁气滞，运化失司所为，当以疏肝理气、健脾开胃为治，中医辨证，一般分为以下证型。

1. 肝郁气滞型

主要表现为胃脘胀满，攻撑作痛，脘痛连胁，嗳气频繁，大便不畅，每因情志因素而疼痛发作，舌苔薄白，脉弦。

2. 脾胃虚弱型

主要表现为脘腹胀满，排气不畅，嗳气，大便干燥，腹痛隐隐，纳食减少，神疲乏力，动则尤甚，手足不温，大便溏薄，舌质淡，脉细弱。

3.饮食积滞型

主要表现为胃脘胀满，甚则疼痛，嗳腐吞酸，或呕吐不消化食物，吐后痛减，或大便不爽，苔厚腻，脉滑。

4.肝胃郁热型

主要表现为胃脘灼痛，痛势急迫，烦躁易怒，泛酸嘈杂，口干口苦，舌红苔黄，脉弦或数。

第一节　中药内服偏验方

半夏泻心汤

【组成】半夏9g，黄连、干姜各3g，黄芩、炙甘草、人参各6g，大枣、生姜各12g。

【制法用法】水煎服。每日1剂，分2次服。

【功效主治】辛开苦降，消痞除满。主治消化不良。

芍药甘草汤

【组成】白芍15g，甘草、威灵仙、厚朴各12g，木香9g。

【制法用法】水煎服。每日1剂，分2次服。

【功效主治】理气和胃，柔肝止痛。主治肝郁气滞型功能性消化不良。

柴胡当归汤

【组成】柴胡、当归各12g，白术、芍药、茯苓各10g，薄荷

8g，煨姜、甘草各 6g。

【制法用法】先浸泡半小时，煮沸后小火煎 10 分钟，共煎 2
次，将煎出的药汁混合。每日 1 剂，分 2 次服用。

【功效主治】疏肝健脾。主治肝郁脾虚之消化不良。

太子参怀山药汤

【组成】太子参、怀山药、木香、枳实、莱菔子、火麻仁
各 12g。

【制法用法】水煎服。1 日 3 次，连服 1 周。

【功效主治】健脾理气化滞。主治气虚气滞型消化不良。

舒胃饮

【组成】苏梗、代赭石、麦芽各 15g，陈皮 12g，香附、枳实
各 10g。

【制法用法】水煎服。每日 1 剂，分 2 次服。4 周为 1 个疗程。

【功效主治】疏肝和胃，理气降逆。主治肝气犯胃、肝胃不
和型消化不良。

四磨汤

【组成】沉香、乌药各 12g，槟榔、枳壳各 10g。

【制法用法】水煎服，每次 30ml。1 日 3 次，连服 1 周。

【功效主治】顺气降逆，消积止痛。主治气滞型消化不良。

和胃合剂

【组成】莪术、蒲公英各 15g，茯苓、陈皮、黄芪各 12g，白
术 10g，黄连 6g。

【制法用法】制成液体每瓶 100ml，每毫升含生药 3g，每次 30ml。早、中、晚饭前各服 1 次，40 天为 1 个疗程。

【功效主治】健脾和胃，清热。主治脾失健运、胃失和降型消化不良。

疏肝健脾方

【组成】柴胡、白芍、炒枳壳、党参、陈皮、茯苓、白术、怀山药、生山楂各 10g。

【制法用法】水煎服。每日 1 剂，分 2 次服。

【功效主治】疏肝健脾。主治忧思伤脾、肝气郁结之消化不良。

保和丸

【组成】茯苓、连翘各 15g，莱菔子 6g，陈皮、清半夏、枳壳、大腹皮、焦三仙各 10g。

【制法用法】水煎服。每日 1 剂，分 2 次服。

【功效主治】消食导滞。主治消化不良。

藿香正气汤

【组成】法半夏、大腹皮、葛根各 20g，苍术、草果、炒黄芩、厚朴、神曲各 15g，黄连 3g。

【制法用法】水煎服。每日 1 剂，分 2 次服。

【功效主治】解表化湿，理气和中。主治外感风寒、内伤湿滞或夏伤暑湿之消化不良。

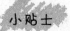

中医治疗消化不良的四法施治

　　根据消化不良寒热错杂、虚实兼夹的病机特点，中医治疗消化不良时常用如下四法施治：①清化湿热，调理脾胃：常用枳术二陈汤加茵陈、白蔻仁加减化裁。②温化消导：予生姜、大黄、槟榔、枳实、厚朴、白蔻仁、半夏、阿魏，并用枳术丸善后。③健脾除湿，调和脾胃：用平胃散加茵陈、藿香梗、大腹皮、扁豆皮等。④疏肝和胃，解郁散结：用四逆散加三棱、莪术、郁李仁、决明子。其审证精细，机法灵活，用药选方详而不繁，颇可师法。

第二节　食疗偏方

神曲山楂粥

　　【组成】焦神曲、焦山楂各30g，粳米60g。

　　【制法用法】将焦神曲、焦山楂同入砂锅，加水适量，小火煎煮30分钟，去渣取汁。粳米淘净后，放入砂锅，加水用中火煨煮成粥，粥将成时加入神曲、山楂浓煎汁，小火继续煨煮至沸，即成。早、晚分服。

　　【功效主治】消食导滞，活血助运。适用于消化不良。

三仙陈皮茶

【组成】焦山楂、焦谷芽、焦麦芽各 10g，陈皮 6g。

【制法用法】将焦三仙与陈皮洗净，研为粗末，放入大杯中，用开水冲泡，加盖焖 15 分钟即成。当茶频频饮用，一般可冲泡 3~5 次。

【功效主治】消积化食行气。适用于消化不良。

砂仁大蒜煮猪肚

【组成】大蒜 10 个，砂仁 6g，猪肚 1 只，姜、葱、盐各 5g，胡椒粉 3g。

【制法用法】将猪肚洗净，大蒜去皮，砂仁打粉，姜拍松，葱切段，全部放入猪肚内，用白棉线缝合，放入炖锅内，加水适量。炖锅置大火烧沸，再用小火炖至猪肚熟烂，加入盐、胡椒粉拌匀即成。当菜佐餐，随意食用。

【功效主治】温中和胃，散寒开胃，止痛。适用于消化不良。

白萝卜蒲公英蜜汁

【组成】白萝卜 200g，鲜蒲公英 100g，蜂蜜 20g。

【制法用法】将白萝卜洗净，保留皮及根须（如有萝卜缨亦保留），切碎榨汁。鲜蒲公英除去败叶杂质，洗净，放入温开水中浸泡片刻，捞出后，捣烂取汁。将两汁混合，兑入蜂蜜即成。早晚分服，当日服完。

【功效主治】清胃解毒，消积和中。适用于消化不良。

莲子茶

【组成】莲子肉 20g，白糖适量。

【制法用法】莲子肉单味煎水代茶，可加少许白糖调味。

【功效主治】理气和中。适用于消化不良。

炒扁豆茶

【组成】白扁豆 30g。

【制法用法】白扁豆炒熟微黄。煎水代茶。

【功效主治】健脾化湿。治脾虚纳差、便溏等症。

两冬饮

【组成】麦冬、天冬各 10g，蜂蜜适量。

【制法用法】将麦冬、天冬洗净，加适量清水煎煮，武火煮沸后，文火煮 30 分钟，加蜂蜜调味即可。温热饮用，每日 3 次。

【功效主治】养阴益胃。适用于消化不良属胃阴亏虚者。

桂楂茶

【组成】桂皮 6g，山楂肉 6g，红糖 30g。

【制法用法】将桂皮切成 2cm 见方的小块。将桂皮与山楂肉一起放入锅内，加清水适量，武火煮沸后，文火煮 20 分钟，去渣取汁，加红糖调味即可。代茶适量热饮。

【功效主治】温胃散寒，消食导滞。适用于脾胃虚寒型消化不良。

萼梅绿茶

【组成】绿茶、绿萼梅各 6g。

【制法用法】沸水冲泡。代茶频饮。

【功效主治】理气和胃，消胀宽中。适用于肝胃气痛、两胁胀满等症。

山药红茶

【组成】干品山药 20g，红茶 2g，清水 400ml。

【制法用法】将山药和红茶放入容器内，加水煎茶饮用。代茶饮。

【功效主治】健脾理气。适用于脾胃虚弱所致的食欲不振等症。

楂术乌龙茶

【组成】乌龙茶 2g，白术 10g，山楂 6g，清水 350ml。

【制法用法】将乌龙茶、白术及山楂同放入容器中，加清水煎茶饮用。代茶饮。

【功效主治】健脾理气消食。适用于脾虚所导致的消化不良、泄泻患者。

金橘粥

【组成】大米 30g，鲜金橘 5 枚。

【制法用法】大米加水如常法煮粥，粥将煮熟时，把每枚金橘剖成 4 瓣，加入粥内，熟后调少量白糖。早餐顿食。

【功效主治】疏肝解郁，理气和胃，消胀宽中。适用于肝气犯胃、胃气不和引起的消化不良。

佛手粥

【组成】粳米 100g，佛手 20g，白糖 15g。

【制法用法】将佛手洗净，放入砂锅中，加水适量，用小火煮至水剩一半时，去渣取汁，加入粳米，再加水适量，继续用小火煮至粥稠，调入白糖即可。早晚分食。

【功效主治】疏肝理气，和胃止呕。适用于肝气郁结型消化不良呕吐症。

曲米粥

【组成】粳米 60g，神曲 10~15g。

【制法用法】先将神曲捣碎，煎取药汁后去渣，入粳米煮为稀粥。早晚分食。

【功效主治】消食导滞，促进食欲。适用于食滞胃脘型消化不良。

鸡内金粥

【组成】鸡内金 10g，粳米 10g。

【制法用法】先将鸡内金用小火炒至黄褐色，研成细末备用；再将粳米淘净入锅，加水适量，用大火煮沸，改小火煮成稠粥，粥将成时，兑入鸡内金粉，再煮 10 分钟即成。早晚分食。

【功效主治】消食除滞，健脾开胃。适用于食滞胃脘型消化不良。

鸡橘粉粥

【组成】粳米 30g，鸡内金 6g，干橘皮 3g，砂仁 1.5g，白糖少许。

【制法用法】粳米淘洗干净。鸡内金、橘皮、砂仁一起研成细末，待用。粳米放入锅中，加鸡内金、橘皮、砂仁、白糖、清水适量，搅匀。用大火烧沸后，转用小火煮至米烂成粥即成。早餐顿服。

【功效主治】健脾理气，消食导滞。适用于食滞伤胃型消化不良。

山楂枳壳粥

【组成】粳米 100g，山楂 20g，枳壳、白糖各 10g。

【制法用法】将枳壳用水洗净，晒干或烘干，研为细粉备用；山楂洗净后去核，切片，与淘洗的粳米一同放入锅中，加适量水，大火煮沸后，加药粉，改用中火煨 30 分钟，煮成稀粥，加白糖和匀即成。吃粥，嚼食山楂，随意服用。

【功效主治】消积化滞，开胃健脾。适用于食滞内停型消化不良。

姜汁砂仁粥

【组成】粳米 100g，砂仁 5g，生姜汁适量。

【制法用法】先用粳米煮粥，后入砂仁末，调匀稍煮，粥成后，每小碗加生姜汁 10ml。早晚分服。

【功效主治】消食理气，和胃止吐。适用于食滞伤胃型消化不良。

萝卜小茴香粥

【组成】鲜萝卜 500g，小茴香 250g，粳米 100g，盐、味精、麻油适量。

【制法用法】将萝卜、小茴香、粳米一同放入锅内，倒入适量清水，置大火上煮，水沸后改小火继续煮至米开花时，放入盐、味精、麻油调味即成。早晚分食。

【功效主治】温胃散寒，理气消胀。适用于胃寒气滞型消化不良。

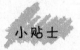

消化不良饮食宜忌

调整饮食和生活方式，避免诱因，培养良好的生活习惯。避免烟酒和刺激性食物，饮食宜规律，细嚼慢咽，戒烟限酒；避免情绪过于波动，放松身心，适量运动，劳逸结合。特别是经常熬夜加班的白领，工作强度大，易紧张劳累，工作时间不固定、食无定时，这些因素都容易导致肠胃疾病，故应对肠胃加以重点保护。

1. 消化不良宜吃的食物

（1）宜普洱茶粥、保和粥和曲末粥等容易消化的粥。

（2）宜摄入含蛋白质或钙质较多的食物，如乳类、乳制品、瘦肉类、鱼虾、鸡蛋黄等。

2. 消化不良饮食禁忌

（1）忌烟戒酒。

（2）少食刺激性食物、生冷食物以及咖啡、巧克力和酸性食物。

（3）忌食易致胀气的食物。如干豆类、洋葱、土豆、红薯以及甜食。

第三章　反流性食管炎

反流性食管炎是由于胃内容物反流入食管，刺激食管黏膜而引起的炎症；临床上主要症状为胸骨后灼热感与疼痛，可并发食管消化性溃疡或狭窄。引起食管炎的病因可包括感染、化学物刺激、物理性损伤等。

本病属中医学"胸痛""胃痛"范畴，中医治疗一般分为以下几型。

1. 肝气犯胃型

主要表现为泛酸、胸骨后及胃脘部烧灼不适，胀满作痛，脘痛连胁，嗳气频繁，吞咽不利，大便不畅，每因情志因素而疼痛发作，舌苔薄白，脉弦。

2. 肝胃郁热型

主要表现为胸骨后及胃脘部烧灼不适，疼痛，痛势急迫，烦躁易怒，泛酸嘈杂，口干口苦，舌红苔黄，脉弦或数。

3. 瘀血停滞型

主要表现为胸骨后及胃脘部烧灼不适、疼痛，痛有定处而拒按，痛如针刺或刀割，舌质紫暗，脉涩。

4. 脾胃虚寒型

主要表现为胸骨后及胃脘部烧灼不适，疼痛隐隐，吐清水，喜暖喜按，纳食减少，神疲乏力，甚者手足不温，大便溏薄，舌质淡，脉软弱。

5. 脾胃阴虚型

主要表现为胸骨后及胃脘部烧灼不适，疼痛隐隐，口干咽燥，或口渴，大便干燥，舌红少津，脉多弦细。

第一节　中药内服偏验方

柴胡黄连汤

【组成】柴胡、黄连各 12g，法半夏、党参、旋覆花各 20g，大黄、玄胡各 6g，枳实 15g。

【制法用法】以上药物，水煎服，共取汁 400ml。每日 1 剂，分早晚温服下，4 周为 1 个疗程。

【功效主治】疏肝理气，调理脾胃。主治反流性食管炎。

公英白及膏

【组成】蒲公英 21g，白及 7g，三七（研粉末）3.5g，鸡蛋（取清）2 枚，蜂蜜 10g。

【制法用法】先将蒲公英、白及水煎 2 次，每次煮沸 1 小时，去渣，共取汁 1000ml，过滤静置，取上清液置锅中，慢火蒸发浓缩至 100ml，得清膏候凉。然后将三七、蛋清、蜂蜜加水混匀，即得煎膏，装瓶备用。上述剂量为每人份 7 日量。服药前，先饮少量温水以冲洗食管，然后平卧床上缓缓咽下煎膏，每日 3~6 次，7 日为 1 个疗程，食后再用温水来冲洗食管。

【功效主治】清热解毒，消肿生肌。主治反流性食管炎。

香砂六君子汤

【组成】党参 25g，茯苓 15g，白术、法半夏各 12g，陈皮、砂仁（后下）、木香（后下）、炙甘草各 6g。

【制法用法】以上药水煎服。每日 1 剂。

【功效主治】益气健脾，理气和胃。主治反流性食管炎。

小陷胸汤加味

【组成】川连 6g，全瓜蒌 12g，法半夏、黑山栀各 10g，淡豆豉 8g。

【制法用法】以上药物水煎服。每日 1 剂，分 2 次服下。6 周为 1 个疗程。

【功效主治】清热化痰，宽胸散结。主治反流性食管炎。

栀连二陈汤

【组成】栀子、黄连、清半夏、陈皮、甘草、浙贝母各 12g，枳实 8g，竹茹 6g。

【制法用法】以上药物水煎服。每日 1 剂，分 2 次服下。7 天为 1 个疗程。

【功效主治】清痰热，降胃气，止酸嘈。主治反流性食管炎。

小贴士

反流性食管炎生活注意事项

反流性食管炎患者餐后应尽量保持直立位或躯干直立，还应注意减轻腹压，避免剧烈活动，不要穿紧身衣和束腰带。睡前少进热茶或饮料，戒烟，平时限制酒和酸性刺激性食物及糖、巧克力、咖啡等食品。

对于较严重的反流性食管炎，可以配合西药进行治疗，经中西医结合治疗无效者，可考虑手术治疗。总之，调情志，适寒温，配合适当的治疗，就能达到治愈疾病的目的。

第二节 食疗偏方

茉莉花佛手粥

【组成】茉莉花 6g，鲜佛手 10g，粳米 60g，白糖适量。

【制法用法】将茉莉花、鲜佛手用水煮开捞出，然后同粳米加入锅中煮粥，煮至米开花粥稍稠即加白糖适量服用。佐餐服食。

【功效主治】疏肝理气，和胃止痛。适用于气滞型反流性食管炎患者。

参粟茶

【组成】党参 30g，粟米 100g，冰糖少许。

【制法用法】将党参烘干碾碎，粟米炒至焦黄，共放锅中加水约 1000ml 慢火煮 50 分钟，加入冰糖溶化，取其上清液代茶饮。每日 1 剂。

【功效主治】健脾益气和胃。适用于脾虚型反流性食管炎患者。

橘根猪肚

【组成】金橘根 30g，猪肚 1 个。

【制法用法】将金橘根和猪肚洗净切碎，加水 4 碗，煲成一碗半，加盐少量调味。每 2 日吃 1 次。

【功效主治】健脾开胃，行气止痛。适用于反流性食管炎患者。

柚皮粥

【组成】鲜柚皮 1 个，粳米 60g，葱适量。

【制法用法】柚皮放炭火上烧去棕黄色的表层并刮净，放清水泡 1 日，切块加水煮开后放入粳米煮粥，加葱、米、盐、香油调味后食用。每 2 天吃柚皮 1 个，连食 4~5 个。

【功效主治】疏肝健胃止痛。适用于反流性食管炎患者。

玫瑰花粥

【组成】玫瑰花 5g，粳米约 60g。

【制法用法】先将玫瑰花入砂锅中煮开捞出，然后下淘净的粳米煮粥，如常法。每日 1 剂，1~2 次服下。

【功效主治】疏肝解郁，活血调中。适用于反流性食管炎患者。

砂仁粳米粥

【组成】粳米 60g，砂仁 5g。

【制法用法】将粳米淘净煮成粥后，调入砂仁末，再煮沸 1~2 次即可。可分早晚 2 次服用。

【功效主治】行气调中，和胃健脾。适用于反流性食管炎患者。

黑玫瑰汤

【组成】黑枣、玫瑰各适量。

【制法用法】枣去核，装入玫瑰花，放碗中盖好，隔水煮烂即成。每日 3 次，每次吃枣 5 个。

【功效主治】健脾和胃，补血活血。适用于反流性食管炎患者。

木槿玫瑰粥

【组成】白木槿花 20g，玫瑰花 15g，郁金 10g，粳米 100g，冰糖适量。

【制法用法】前 3 味药分别洗净，加水 300ml，煎 20 分钟，去渣收取浓汁。粳米淘净，加水 800ml，大火烧开后，转用小火慢熬成粥。下药汁和冰糖，至冰糖熬浓。分 2 次早晚趁温空腹服用。

【功效主治】理气解郁，活血化瘀。适用于反流性食管炎患者。

大枣冬菇汤

【组成】红枣 15 枚，干冬菇 15 个，生姜、花生油、料酒、食盐、味精各适量。

【制法用法】先将干冬菇洗净泥沙；红枣洗净，去核；然后将清水、冬菇、红枣、食盐、味精、料酒、姜片、熟花生油少许一起放入蒸碗内盖严，上笼蒸 60~90 分钟，出笼即成。食枣喝汤。

【功效主治】益气，开胃。适用于反流性食管炎患者。

牛奶山药面粉糊

【组成】牛奶 250g，山药、面粉各 30g。

【制法用法】将山药切成丁状，加水、文火炖煮，至汤浓后再加入牛奶，调入面粉糊，煮沸。以上为 1 次量。日服 1~2 次，空腹服用，1 个月为 1 个疗程。

【功效主治】健脾益胃。适用于反流性食管炎患者。

银合沙梨粥

【组成】银耳 12g，百合 10g，鸭梨 500g，冰糖 15g，沙参 12g，米适量。

【制法用法】将上物和米煮粥食之。每日 1 次，连吃 1 周。

【功效主治】滋养胃阴。适用于胃食管反流病的胃阴不足者。

炒萝卜缨

【组成】新鲜萝卜缨 300g，食油、盐适量。

【制法用法】萝卜缨洗净、切断，放入热油锅内炒熟，加食盐少量调味，即可食用。每日 1 次，连吃 1 周。

【功效主治】理气消食。适用于反流性食管炎患者。

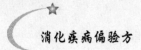

鸡肫花椒

【组成】鸡肫2只，花椒20粒，盐少许。

【制法用法】将鸡肫里外洗净，放入花椒，加盐少许，湿纸包裹数层，火上煨熟，取出即可。切成薄片，趁热食用。每次吃1只，1日吃2次，连用1周。

【功效主治】和胃降逆，通腑理气。适用于反流性食管炎患者。

橄榄煲萝卜

【组成】橄榄250g，萝卜500g。

【制法用法】橄榄及萝卜（切成小片）一起放入锅内，加清水煎汤。代茶饮，连用5~7天。

【功效主治】理气消食利咽。服后能减轻食管反流症状。

薤白薏苡仁汁

【组成】薤白30g，薏苡仁60g。

【制法用法】煮汁频饮。每日1次。

【功效主治】和胃降逆，通腑理气。适用于胃食管反流病的轻症患者。

英黄猪肚汤

【组成】猪肚1个，蒲公英100g，生地黄100g，麦冬100g。

【制法用法】将上味加佐料煮烂，食猪肚饮汤。每日1次。

【功效主治】健胃消食，清热养阴。适用于胃食管反流阴虚有热者。

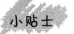小贴士

反流性食管炎的饮食宜忌

（1）忌酒戒烟，由于烟草中含有尼古丁，可降低食管下段括约肌压力，使其处于松弛状态，加重反流；酒的主要成分为乙醇，不仅能刺激胃酸分泌，还能使食管下段括约肌松弛，是引起胃食管反流的原因之一。

（2）注意少量多餐，吃低脂饮食，可减少进食后反流症状的频率，相反高脂肪饮食可促进小肠黏膜释放胆囊收缩素，易导致胃肠内容物反流。

（3）晚餐不宜吃得过饱，避免餐后立刻平卧。

第四章　慢性腹泻

慢性腹泻是由于胃肠道的分泌、消化（消化食物）、吸收及运动（运动食物）功能障碍，导致粪便稀薄，次数增加，病程超过2个月者，称为慢性腹泻。慢性腹泻是消化系统疾病中的一种常见的疾病，常见表现为大便次数增多，便稀，甚至带黏冻、脓血，持续2个月以上。一年四季均可发生，但以夏秋两季较为多见。

慢性腹泻属于中医学"泄泻"范畴，《内经》称本病为"鹜溏""飧泄""濡泄""洞泄""注下""后泄"等等。临床上中医将腹泻可分为以下证型。

1. 湿热蕴结

起病急，泻下如注，泻出黄色水便或带黏液，腥臭，肠鸣、肛门灼热疼痛，口干渴而不多饮，小便赤涩，舌红、苔黄腻，脉滑数。

2. 寒湿中阻

大便清稀，腹痛，喜温喜按，水谷不化，不思饮食，肢体沉重困倦，小便清长，舌淡、苔白腻，脉濡或缓。

3. 饮食积滞

腹痛即泻，泻下痛减，少顷复又痛泻，粪便黏稠，秽臭，脘腹胀满，嗳腐吞酸，腹满厌食，舌淡、苔垢腻，脉弦滑。

4. 肝郁脾虚

泻前腹痛，泻下有不消化食物，泻后痛不减或有所加重，每遇精神刺激诱发，食欲不振，嗳气，舌淡、苔白，脉弦。

5. 脾气亏虚

大便稀，每食生冷油腻或难消化食物加重，腹部隐痛，喜温喜按，食欲不振，面色萎黄，肢体困倦，舌淡胖、苔白，脉沉弱。如属中气下陷者可伴肛门坠胀，脱肛。

6. 肾阳亏虚

黎明之前腹痛腹泻，大便稀，四肢不温，腰膝酸软，小便清长，夜尿多，舌淡胖有齿痕，脉沉细无力。

7. 水饮内停

大便稀薄如水样，伴腹中肠鸣，有振水声，或口渴不欲饮，口中涎唾，呕恶，舌淡红、苔滑，脉弦滑。

8. 热结旁流

大便泻下黄臭稀水或纯清稀水，脐周腹痛，腹部拒按，胃脘满闷，食欲不振，小便短赤，舌红、苔黄腻，脉沉滑。

9. 阴虚泄泻

大便稀溏不成形，口干咽燥，五心烦热，舌红、苔少或无苔，脉细或细数。肺阴不足者见便泄急迫，胸闷微咳；脾阴不足者见便溏，黏滞不爽，便次不多，唇颊淡红，手心灼热，口干不欲饮；胃阴不足者见黎明即肠鸣泄泻，量多，纳呆，口唇干裂，口渴欲饮，心烦；肾阴不足者见凌晨临厕为多，量少，质稀黏或稠，小腹隐痛，腰膝酸软，遗精。

10.痰湿泄泻

大便泄泻，或如稀涎状，或如痰涎状，或如泡沫状，或夹有黏液如涕，伴咳嗽、胸闷气喘，或见咳嗽痰涎多时腹泻减轻，或咳吐痰涎与腹泻并重，或肠鸣，多无脓血便。舌苔厚腻、舌质淡胖，脉滑。

11.寒热错杂

大便泄泻，便下不爽，腹痛绵绵，喜温喜按，倦怠怯冷，口渴不喜饮或喜热饮，小便淡黄，舌质红或淡红、苔薄黄，脉细缓或濡软。

第一节　中药内服偏验方

苓桂术甘汤加味

【组成】茯苓30g，白术、防己各15g，葶苈子12g，桂枝、椒目、大黄各10g，甘草8g。

【制法用法】水煎服。日服1剂。

【功效主治】健脾利湿，温阳化饮。主治慢性腹泻。

山药熟地煎

【组成】山药30g，熟地18g，扁豆、枸杞子各15g，白术

12g，炮姜 10g，吴茱萸、甘草各 6g。

【制法用法】水煎服。每日 1 剂，分 2 次服，10 日为 1 个疗程。

【功效主治】温肾运脾，涩肠止泻。主治脾肾两虚之吸收不良综合征。

泻必止汤

【组成】番石榴叶 20g，六神曲、山楂、麦芽、黄连、茯苓各 10g。

【制法用法】水煎服。分 2 次内服，每日 1 剂。7 日为 1 个疗程。

【功效主治】健脾消食，涩肠止泻。主治慢性腹泻。

人参白虎汤

【组成】石膏 20g，知母、粳米各 10g，人参、甘草各 3g。

【制法用法】水煎服。分 2 次内服，每日 1 剂。

【功效主治】清热止泻，益气生津。主治慢性腹泻。

健脾利湿化滞汤

【组成】茯苓、车前子、葛根、焦三仙、生姜各 6g。

【制法用法】水煎服。分 2 次内服，每日 1 剂。

【功效主治】健脾，利湿，化滞。主治慢性腹泻。

乌梅丸

【组成】党参、黄柏各 15g，附子、苍术、黄连、当归、干姜各 12g，桂枝、炙甘草、乌梅各 10g。

【制法用法】水煎服。日服 1 剂。

【功效主治】缓肝调中，清上温下。主治慢性腹泻。

第二节　食疗偏方

盐腌香椿

【组成】鲜香椿不拘量。

【制法用法】将鲜香椿洗净晾干，用少量食盐腌渍数日，再晒干，贮存即可。佐餐食用。

【功效主治】健脾化湿，解毒止泻。适用于慢性泄泻者。

凉拌炝扁豆

【组成】扁豆 400g，鸡精、精盐、花椒、植物油、葱、姜各适量。

【制法用法】将扁豆去筋洗净，从中间切一刀，入沸水锅中焯透捞出，放入凉开水中过凉，放入盘中，加入精盐、鸡精，油锅烧热后，投入花椒、葱、姜炝锅，倒入盘中拌匀即可。佐餐食用。

【功效主治】健脾和中，消暑化湿。适用于脾胃虚弱型久泄者。

陈皮菜豆

【组成】菜豆 300g，陈皮 20g，精盐、胡椒粉、鸡精各适量。

【制法用法】将菜豆洗净，用温水浸泡一夜；陈皮洗净切末。

把菜豆与陈皮一起放入锅内，加水适量，用大火煮沸后，改用文火熬煮至菜豆熟烂，加入胡椒粉和鸡精调味即可。佐餐食用。

【功效主治】补益脾胃。适用于脾胃气虚型腹泻、食欲不振者。

板栗鲤鱼

【组成】鲤鱼1条（约1000g），板栗350g，茯苓10g，葱段、姜片、大蒜、精盐、酱油、红糖各适量。

【制法用法】将鲤鱼宰杀，去鳞及内脏洗净，两边各剞4刀；板栗切一小口，入沸水中煮透，剥去外壳及种皮；茯苓洗净；鲤鱼用葱段等调料腌20分钟，再将大蒜、姜片、葱段塞入鱼腹内。油锅烧至七成热，放入鲤鱼炸至微黄色捞出，再将板栗肉炸2分钟；锅内注入600ml清水，水沸时放入鱼及板栗，用文火煨煮至板栗熟时，放入鸡精，收汁装盘。佐餐食用。

【功效主治】补益脾胃，利水消肿。适用于脾虚腹泻者。

牛髓汤

【组成】牛脊髓2~3条（每条约35cm），杜仲、巴戟各15g，山药、芡实各30g。

【制法用法】将上述5味一起放入砂锅内，加水2000ml，用文火煨炖至300ml时，加调料调味即可。佐餐饮用。

【功效主治】温肾健脾，涩肠止泻。适用于脾肾阳虚型慢性腹泻者。

水龙饺子

【组成】羊肉1000g，面粉3000g，鸡蛋10个，山药粉500g，姜 30g，胡萝卜 150g，鸡精、胡椒粉、葱各少许。

【制法用法】将面粉、山药粉放入盆内，磕入鸡蛋，加清水适量揉成面团，制成面片；羊肉、胡萝卜洗净切条，与姜、葱一起放入锅内，加水用大火烧沸后，放入面片煮熟，加入鸡精、盐、胡椒粉，调味即成。主食食用。

【功效主治】补中益气。适用于脾虚腹泻者。

黄芪软炸里脊

【组成】猪里脊肉 500g，黄芪 60g，蛋黄 1 个，调料适量。

【制法用法】将黄芪洗净，润软切片，加水煎煮 2 次，得浓缩汁 60ml；猪里脊肉除筋切条，两面划上十字花刀放入碗内，加入葱段、姜片、鸡精、料酒、酱油、食盐腌渍 10 分钟，拣去葱、姜，加入蛋黄和水淀粉拌匀，放入油锅炸至金黄色捞出控油；锅内留油少许，将炸里脊肉块倒入锅内，加入流水芡和黄芪浓缩汁，翻炒片刻即成。佐餐食用。

【功效主治】补肾养血，健脾止泻。适用于脾虚泄泻者。

蒜头煮苋菜

【组成】苋菜 400g，大蒜 1 头，精盐、鸡精、豆油各适量。

【制法用法】将苋菜去根、茎、老叶，洗净沥干；蒜头剥成瓣切薄片。油锅烧热，投入蒜片煸香，放入苋菜煸炒至苋菜汁溢出时，加入精盐、鸡精调味，再炒 2 分钟即可。早晚食之。

【功效主治】清热利湿。适用于腹泻者。

栗子山药粥

【组成】栗子 50g，山药 30g，生姜 5 片，红枣 6 个，粳米 100g。

【制法用法】将栗子去皮、红枣去核后，全部用料一起放入锅内，加水2000ml，文火煮成粥，调味即可食用。随量食用，每日1次。

【功效主治】健脾止泻。适用于脾胃气虚型的腹泻。

参芪薏苡仁粥

【组成】党参15g，黄芪20g，炒薏苡仁60g，红枣4枚，粳米100g。

【制法用法】将红枣洗净去核后，全部用料一起放入锅内，加水2000ml，以文火煮成粥。每日早晚各1次，温热食之。

【功效主治】补中益气，健脾祛湿。适用于慢性腹泻之脾虚有湿型。

石榴茶

【组成】石榴皮5g。

【制法用法】将其碾成细末。水煎代茶饮。

【功效主治】涩肠止泻。适用于病毒性肠炎。

二花茶

【组成】红茶、金银花各10g，玫瑰花、甘草、黄连各6g。

【制法用法】上述药物加水800ml，煎取300ml。顿服代茶饮。

【功效主治】清热解毒，行气止痛，固肠止泄。适用于病毒性肠炎。

葛根糊

【组成】葛根粉及白糖各30g。

【制法用法】上述各味加水煮成糊服。日服 1 次。

【功效主治】清热解毒，升阳止泄。适用于治疗小儿轮状病毒性肠炎。

莲子薏苡仁炖鸭肉

【组成】莲子 30g，炒薏苡仁 30g，陈皮 9g，生姜 6g，鸭肉 500g，盐适量。

【制法用法】将鸭肉洗净，去内脏，把全部用料一起放入锅内，加水适量，武火煮沸，文火煮 2~3 小时，用盐调味即可食用。随量饮汤食肉。

【功效主治】健脾祛湿。适用于慢性腹泻之脾虚湿盛者。

怀山药糊

【组成】怀山药 30~40g。

【制法用法】山药碾成细末。分 3~4 次煮沸后服用。

【功效主治】健脾止泄。适用于病毒性肠炎。

薏苡粥

【组成】炒薏苡仁 30g，大米 50g，水适量。

【制法用法】先将水煮沸，然后加入薏苡仁和大米再煮，加入适量食盐调味服用。日服 1 次。

【功效主治】健脾除湿止泻。适用于慢性腹泻者。

石榴姜茶

【组成】石榴叶 60g，生姜 15g，食盐 30g。

【制法用法】上 3 味同炒黑，煎水。代茶频饮。

【功效主治】温中止泻。适用于病毒性肠炎。

羊肉黄芪羹

【组成】羊肉 250g，黄芪 15g，乌梅 15g，食盐少许。

【制法用法】将黄芪、乌梅放入锅内，加清水 1000ml 浸透，用文火煎 20 分钟，去渣取汁，加入切成小块的羊肉、食盐，用文火煨煮至肉烂即可。每日早晚温热食肉喝汤。

【功效主治】温补脾肾，涩肠固脱。适用于脾肾阳衰型久泻滑脱者。

苋菜鱼头豆腐汤

【组成】红苋菜 350g，大鱼头 1 个，豆腐 200g，生姜、精盐各适量。

【制法用法】将大鱼头洗净剁成两片；红苋菜、嫩豆腐分别用清水漂洗干净。锅中加清水适量，用旺火烧沸，放入红苋菜、鱼头、豆腐和生姜，改用中火继续煨炖约 2 小时，加入精盐、鸡精，调味即可。吃鱼饮汤。

【功效主治】清热祛湿。适用于胃肠湿热型腹泻者。

苦瓜根茶

【组成】鲜苦瓜根 30g。

【制法用法】将苦瓜根切碎成粗末，煎水。代茶饮。

【功效主治】清热解毒。适用于病毒性肠炎。

藿香米茶

【组成】藿香 15g，烟米 30g。

【制法用法】上述 2 味加水煎汁，澄清。代茶频饮。

【功效主治】芳香健脾，清暑化湿。适用于脾虚湿盛型腹泻。

香砂葛根粉糊

【组成】砂仁 1g，木香 1g，葛根粉 30g，白糖适量。

【制法用法】将砂仁、木香研末，与葛根粉、白糖一起煮成糊状。随量服用。

【功效主治】理气调中，升阳止涩。适用于肝气犯脾型慢性腹泻患者。

扁豆山药芋头糊

【组成】扁豆 20g，怀山药 30g，芋头 50g，白糖适量。

【制法用法】将前 3 味一起放入砂锅内，加水适量，用文火熬煮成糊状，调入白糖即可。当点心服食。

【功效主治】健脾止泻。适用于脾虚腹泻者。

陈皮白鲦汤

【组成】鲦鱼 1 条，陈皮 6g，生姜 3 片，胡椒粉 1.5g，盐适量。

【制法用法】将鲦鱼宰杀，去鳞及内脏洗净，与陈皮、生姜一起放入锅内煮汤，鱼熟后加入胡椒粉与盐，调味即可。食鱼肉饮汤。

【功效主治】益气补虚，暖胃止泻。适用于脾胃虚寒型腹泻者。

草果豆蔻煲乌骨鸡

【组成】乌骨母鸡 1 只，草果 5g，草豆蔻 5g，葱、姜、鸡精、精盐各适量。

【制法用法】将乌骨鸡宰杀，去毛及内脏洗净，把草果、草豆蔻放入鸡腹内，缝好切口，放入锅内，加水煲熟，调味即可。佐餐食用，分2次吃完。

【功效主治】温中健脾，燥湿止泻。适用于脾胃虚寒型腹泻患者。

猪腰煲补骨脂

【组成】猪腰子（猪肾）1对，补骨脂15g，盐适量。

【制法用法】将猪腰子洗净切块，与补骨脂一起放入锅内，加水适量，用文火煎煮1小时，汤成时加盐调味。饮汤食肉。

【功效主治】温肾健脾固涩。适用于肾阳虚衰型慢性腹泻患者。

山药白糖饮

【组成】山药120g，白糖适量。

【制法用法】将山药洗净去皮，切成薄片放入锅内，加水适量，用大火煎沸后，改用文火煮烂，加入白糖搅匀即可。温服，饮汁食山药。

【功效主治】益气补脾，益肾固肠。适用于脾肾两虚之大便溏泻者。

白扁豆粥

【组成】鲜白扁豆120g（干品60g），粳米150g，红糖适量。

【制法用法】白扁豆若是干品先用温水浸泡一夜，然后与淘洗干净的粳米一起熬煮为粥，食用时调入红糖即可。夏秋季早晚温服。

【功效主治】健脾止泻，消暑化湿。适用于脾胃虚弱之慢性腹泻者。

白术芍药粥

【组成】白术 15g，芍药 10g，粳米 100g。

【制法用法】将白术与芍药一起放入锅内，加水煮沸 15~20 分钟，滤取汁液，放入粳米，用文火熬煮成稠粥即可。随量服用。

【功效主治】调和肝脾。适用于肝脾不和型慢性腹泻者。

白术厚朴肉蔻粥

【组成】白术 10g，厚朴 10g，肉豆蔻 7g，粳米 100g。

【制法用法】将前 3 味一起放入锅内，加水煮沸 15~20 分钟，滤取汁液，放入粳米，用文火熬煮成稠粥即可。随量服之。

【功效主治】温中健脾燥湿。适用于寒湿困脾型慢性腹泻者。

芡实粉粥

【组成】芡实粉 20~30g，粳米 60g。

【制法用法】将芡实煮熟去壳研粉，晒干备用。每日取上述量与粳米一起煮为稀粥。当点心食用，或作正餐也可。

【功效主治】益肾固精，健脾止泻。适用于脾肾两虚型腹泻者。

薏苡仁山药柿饼粥

【组成】生薏苡仁 30g，怀山药末 30g，柿霜饼 1 个。

【制法用法】将生薏苡仁煮熟，加入生怀山药末及切碎的柿

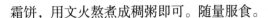

霜饼，用文火熬煮成稠粥即可。随量服食。

【功效主治】健脾和中，化湿止泻。适用于脾虚型水泻不止者。

炒米面粉

【组成】米粉、面粉各 250g，白糖适量。

【制法用法】将米粉与面粉放入铁锅内，用文火炒熟，冷却后备用。取炒米粉、面粉适量，加入白糖，用开水冲搅，每日任意服食。

【功效主治】益气止泻。适用于慢性泄泻者。

茯苓粉粥

【组成】茯苓粉 20g，粳米 100g。

【制法用法】将粳米淘洗干净，放入锅内，加水煮粥，煮至半熟时，加入茯苓粉，继续用文火煮至粥稠即成。日服 1 剂，早晚食用。

【功效主治】利水祛湿，补益脾胃。适用于脾胃虚弱型腹泻者。

苹果粥

【组成】苹果 500g，西米 100g，白糖适量。

【制法用法】将西米洗净泡透，捞起沥干；苹果去皮核切成小丁，两者与白糖一起放入水锅里，用大火烧沸，改用文火熬成粥即可。随量服食。

【功效主治】生津止渴，调肠止泻。适用于慢性腹泻者。

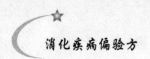

枣栗粥

【组成】大枣 10 枚,栗子 250g,茯苓 20g,粳米 100g,白糖 30g。

【制法用法】将前 4 味按常法共熬煮,成粥后调入白糖即可。随量服用。

【功效主治】健脾益胃。适用于脾胃虚弱型慢性腹泻者。

炒黄面

【组成】白面粉适量。

【制法用法】将面粉炒至焦黄即可。每次服 30~50g,用开水冲调,温服。

【功效主治】健脾止泻。适用于脾虚腹泻者。

荔枝山药粥

【组成】干荔枝肉 30g,怀山药 15g,莲子 15g,粳米 60g。

【制法用法】将上述 4 味一起放入锅内,按常法共煮成稠粥。随量服食。

【功效主治】温肾健脾固涩。适用于脾肾虚衰型慢性腹泻者。

面筋粥

【组成】水面筋 100g,青菜 50g,水发香菇 50g,粳米 100g,香油、精盐、鸡精各适量。

【制法用法】将水面筋切成小块;青菜和水发香菇洗净切丝;粳米淘洗净放入锅内,加入清水 1000ml,用旺火烧沸后,改用文火熬粥,煮至粥半熟时加入面筋、青菜、香菇和食盐,熬煮至粥稠，加入香油、鸡精即成。日服 1 剂，分数次食用。

【功效主治】健脾益胃。适用于脾胃虚弱型慢性腹泻者。

莲子薏苡仁粥

【组成】白莲肉 30g，薏苡仁 30g，粳米 100g。

【制法用法】将莲子肉浸泡去皮，与淘洗干净的粳米和薏苡仁一起放入砂锅中，加水适量，用文火熬煮成粥。日服 1 剂，分数次食用。

【功效主治】健脾祛湿。适用于脾虚腹泻者。

菱粉粥

【组成】菱粉 60g，粳米 100g，红糖少许。

【制法用法】将粳米淘洗净，放入锅内，加水适量，用大火烧沸后，改用文火煮至米粒半熟时，加入菱粉、红糖，继续煮至粥稠即可。每日 1 次，作早餐食用。

【功效主治】补脾胃，养气血。适用于慢性泄泻者。疟疾、痢疾患者忌服。

扁豆莲心粥

【组成】扁豆 30g，怀山药 15g，莲子 10g，粳米 60g。

【制法用法】将上 4 味洗净一起放入锅内，加水，按常法熬粥。时时随量服食。

【功效主治】补脾，固肾，止泻。适用于脾肾虚损型腹泻者。

莲子锅巴粥

【组成】莲子 50g，锅巴 100g，白糖适量。

【制法用法】将莲子洗净，劈开去心，与锅巴一起放入锅内，加水适量，用文火熬煮成粥，加入白糖调味即成。日服 1 剂，分数次食用。

【功效主治】健脾涩肠，益气消食。适用于脾虚腹泻或消化不良者。

银花莲子粥

【组成】银花 15g，莲子 10g，粳米 50g。

【制法用法】将银花放入砂锅，水煎取汁，再加入清水适量，与莲子、粳米共煮成稠粥即可。每日 1 次，可连用 5~7 日。

【功效主治】清热化湿。适用于湿热型腹泻者。

榛子蜜粥

【组成】榛子 50g，粳米 50g，蜂蜜 20g。

【制法用法】将榛子水浸去皮，水磨取其浆汁，与淘洗干净的粳米一起放入锅内，加水适量，用旺火烧沸后，改用文火熬煮成稠粥，调入蜂蜜即可。日服 1 剂，分数次食用。

【功效主治】健脾益气。适用于脾胃气虚型腹泻者。

糯米粽子

【组成】糯米粽子、姜汁、白酒各适量。

【制法用法】将糯米粽子切片晒干，蒸热即可。每次 10 片，加姜汁和酒少许服食，早晚各 1 次。

【功效主治】温补脾胃，祛寒止泄。适用于寒泻清水者。

蒸苹果

【组成】苹果 1 个。

【制法用法】苹果去皮，放入碗中隔水蒸软。每日 1 个。

【功效主治】收敛止泻。适用于脾虚泄泻者。

鲜马齿苋粥

【组成】鲜马齿苋 50g，粳米 50g。

【制法用法】将马齿苋去根洗净切碎，与粳米一起放入砂锅内，加水 800~1000ml，用文火熬煮成稠粥。早晚餐温热服食。

【功效主治】清热解毒，利湿止泻。适用于湿热泄泻者。

山药芡实粥

【组成】怀山药 15g，芡实 15g，扁豆 10g，粳米 100g。

【制法用法】将前 3 味一起放入锅内，加水煮沸 15~20 分钟，滤取汁液，与粳米一起用文火熬煮成粥。随量食用。

【功效主治】健脾化湿止泻。适用于脾气虚弱型慢性腹泻者。

胡萝卜薏苡仁粥

【组成】炒薏苡仁 30g，粳米 50g，鲜胡萝卜 2 只。

【制法用法】炒薏苡仁与粳米同煮，半熟后加切碎的鲜胡萝卜一起煮熟。每日分 2 次服。

【功效主治】健脾利湿。适用于迁延性腹泻。

山药芡实扁豆茶

【组成】山药 200g，芡实 200g，扁豆 100g。

【制法用法】将上3味捣碎和匀。每日30g，开水冲。代茶饮。

【功效主治】健脾收敛止泻。适用于脾虚泄泻者。

白扁豆粥

【组成】白扁豆60g，粳米50g。

【制法用法】粳米淘洗净，和白扁豆一同下锅，兑水煮粥至料熟。日服1~2次。

【功效主治】健脾益胃，清暑止泻。适用于脾胃虚弱型慢性腹泻者。

栗子粥

【组成】栗子10~15个，粳米或糯米60g。

【制法用法】栗子与米兑水，文火煮成粥即可。或用栗子风干后磨粉，每次以栗子粉30g，同粳米60g煮粥亦可。日服1次。

【功效主治】健脾养胃。适用于脾虚泄泻。

山药粥

【组成】山药30g，糯米30g。

【制法用法】将山药切碎、炒熟，糯米水浸一夜后共煮粥。日服1~2次，空腹服。

【功效主治】补脾益气。适用于脾胃虚弱型腹泻者。

莲肉粥

【组成】莲子粉15~20g，粳米60g。

【制法用法】取莲子粉和粳米同煮，沸后改用文火，煮至黏稠为度。喜好甜食者，可加适量糖调服。日服1~2次。

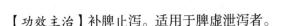

【功效主治】补脾止泻。适用于脾虚泄泻者。

山药羹

【组成】山药 100~150g，或用干山药磨粉 60g，每次用白面粉 100~150g，葱、姜适量，红糖少许。

【制法用法】先将山药洗净，刮去外皮，捣烂，或用干山药粉，同小麦面调入冷水中煮作粥糊，将熟时加入葱、姜、红糖，稍煮沸即成。日服 1 次。

【功效主治】健脾胃。适用于脾胃虚弱，食欲不振，消化不良，腹泻者。

车前子米饮

【组成】车前子 50g，米汤适量。

【制法用法】将车前子炒后研成细末。每日 3 次，每次取 3g，调入适量米汤中饮服，连饮 7 剂。

【功效主治】利水，止泻。适用于水泻者。

咸柠檬茶

【组成】柠檬数个，食盐适量。

【制法用法】将柠檬在天晴时煮熟去皮晒干，放入瓷罐内，加入食盐腌制，贮藏日久则更佳。每次 1 个，用沸水冲泡，加盖闷泡片刻，去渣饮服。

【功效主治】止痛，止泄泻。适用于慢性腹泻者。

香椿芽茶

【组成】香椿芽 50g。

【制法用法】水煎。代茶饮。

【功效主治】消食健中止泻。适用于食滞腹泻者。

导滞茶

【组成】炒山楂 15g，炒麦芽 15g，茶叶 10g，无花果 7 枚。

【制法用法】将上述 4 味一起放入锅内，水煎，去渣取汁。代茶频饮。

【功效主治】消食止泻。适用于食积腹泻者。

莲子茶

【组成】茶叶 5g，莲子 30g，冰糖 20g。

【制法用法】将茶叶用开水冲泡取汁；莲子用温水浸泡数小时后，加入冰糖，用文火炖烂，倒入茶汁，拌匀即可。代茶频饮。

【功效主治】健脾利湿。适用于脾虚久泻者。

扁豆茶

【组成】脱皮白扁豆 30g（鲜品 60g）。

【制法用法】将脱皮白扁豆放入锅内，加水适量，用文火煮至豆熟烂，取豆汁。代茶频饮。

【功效主治】健脾和中，消暑化湿。适用于脾虚湿泻者。

山药酒

【组成】鲜山药 350g，黄酒 2000ml，蜂蜜适量。

【制法用法】将山药刮去皮洗净。取黄酒 600ml 倒入砂锅煮沸后，放入山药，再煮沸后，把余下的酒慢慢倒入，山药熟后取

出，酒汁中加入蜂蜜，再稍煮沸即成。视个人酒量，少量多次
饮用。

【功效主治】健脾益气。适用于脾虚腹泻者。

大蒜米醋方

【组成】大蒜、米醋各适量。

【制法用法】将大蒜去皮，浸入米醋中即可。每日 3 次，每
次吃蒜头 6 瓣。

【功效主治】暖脾胃，消积杀虫。适用于伤食腹泻者。

米醋鸡蛋饼

【组成】生姜 10g，葱 5g，鸡蛋 3 个，米醋 15ml，食盐、油
各适量。

【制法用法】将鸡蛋磕入碗内，放入葱、姜，加盐搅匀，用
油煎炒咸蛋饼，熟时加入米醋烹之。当点心食用。

【功效主治】温胃止泻。适用于腹泻者服食。

复方香虫酒

【组成】九香虫、五味子、肉豆蔻各 30g，党参 20g，白酒
1000ml。

【制法用法】将前 4 味共捣粗末；用白纱布袋盛之，置于净
器中，倒入白酒浸泡密封，15 日后便可开启，拣去药袋，过滤装
瓶。每次服 10~15ml，日服 2 次，空腹温饮。

【功效主治】温补脾肾，散寒止泻。适用于脾肾阳虚型腹痛
腹泻者。

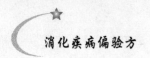

黄瓜叶米醋鸡蛋

【组成】黄瓜叶 30g，鸡蛋 2 个，米醋 10ml。

【制法用法】将黄瓜叶洗净切碎，鸡蛋磕入碗内，放入黄瓜叶拌匀；油锅烧热，倒入鸡蛋液炒至蛋将熟时，冲入米醋，炙熟即成。每日 1 次，顿服。

【功效主治】健脾止泻，收涩固脱。适用于热泻者。

蜜饯红枣桂圆

【组成】红枣 300g，桂圆肉 300g，生姜汁 10ml，蜂蜜 300g。

【制法用法】将红枣、桂圆肉洗净，加水适量，用大火烧沸后，改用文火煎熬至七成熟，加入蜂蜜和生姜汁，边搅拌边煮至熟，待冷后装入瓶内即成。每次食用红枣、桂圆肉各 5 枚。

【功效主治】健脾温中止泻。适用于大便稀溏、食欲不振者。

山楂荞麦饼

【组成】荞麦面 1000g，鲜山楂 500g（或干品 150g），橘皮、青皮、砂仁、枳壳、石榴皮、乌梅各 10g，白糖适量。

【制法用法】将橘皮、青皮、砂仁、枳壳、石榴皮、乌梅一起放入锅内，加适量白糖，加水煎煮 30 分钟；去渣取汁；山楂去核捣成泥状；荞麦面用药汁和成面团，把山楂泥揉入面团中，做成饼状，用文火烙熟或入烤箱烤熟即可。每日 2 次，每次 1 块。

【功效主治】疏肝理气扶脾。适用于肝气犯脾型慢性腹泻者。

金枣饼

【组成】大枣 500g，鸡内金 50g，干姜 50g，白术 100g，砂糖适量。

【制法用法】将大枣煮熟去核捣成泥；鸡内金、干姜、白术烘干研成细末，两者混合，加入砂糖做成小饼，放在平底锅中烙至焦黄，密封保存。每日 3 次，每次服 3~5 枚，空腹细嚼慢咽。

【功效主治】温中健脾消食。适用于脾胃虚寒型大便溏泻、消化不良者。

赤石脂干姜粥

【组成】赤石脂 30g，干姜 10g，粳米 60g。

【制法用法】将赤石脂洗净，然后打碎；把赤石脂和干姜放入锅中，加水 300ml，煎至 100ml，去渣取汁备用；将粳米煮为稀粥，加入药汁，再煎 30 分钟即可服用。早晚空腹服用。

【功效主治】温中健脾，涩肠止泻。适用于慢性虚寒型久泻。

姜枣内金羊肉汤

【组成】生姜 15g，鸡内金 15g，红枣 5 枚，羊肉 250g，盐少许。

【制法用法】将羊肉洗净，切成小块，放入锅内爆干水分；将红枣洗净后去核；把全部用料一起放入锅内，加水 1000ml，武火煮沸后，文火煮 1~2 小时，加盐调味即可服用。每日 1 次，适量服用。

【功效主治】温中散寒，消食止泻。适用于伴有消化不良的腹泻。

生姜粥

【组成】鲜生姜 6g，粳米 100g，大枣 2 枚。

【制法用法】把生姜洗净，切成薄片，与大枣和粳米一起放入锅内，加水 1500ml，同煮为粥。作为早餐温热服用。

【功效主治】暖脾胃，散风寒。适用于脾胃虚寒型腹泻者。

山药猪肚粥

【组成】猪肚 100g，山药 20g，大米 100g，生姜少许，盐少许。

【制法用法】将猪肚、山药、大米、生姜加水 2000ml，同煮为粥，加盐调味即可食用。每日 1 次，温热食之。

【功效主治】补虚损，健脾胃。适用于脾胃虚弱之腹泻者。

三米粥

【组成】高粱米 30g，大米 30g，黄米 30g，蜂蜜适量。

【制法用法】将高粱米、大米和黄米放入锅内，加水 1000ml，煮成粥，将蜂蜜放入，搅匀即可食用。早晨空腹食用，每日 1 次。

【功效主治】健脾，厚肠，止泻。适用于脾胃运化不足之腹泻者。

桃酥豆泥

【组成】扁豆 150g，黑芝麻 10g，核桃仁 5g，猪油 125g，白糖 120g。

【制法用法】将扁豆放入沸水锅内煮 30 分钟，捞出挤去豆皮，放入碗内，加水淹没豆仁，上笼用武火蒸约 2 小时，至扁豆熟烂取出，滤去水，捣成泥；另将猪油放入锅内，烧至六成热时，将豆泥放入翻炒，至水分将尽时，放入白糖、黑芝麻（事先炒香研细）、核桃仁，炒匀即可食用。每日 1 次，每次适量。

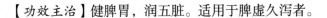

【功效主治】健脾胃，润五脏。适用于脾虚久泻者。

小贴士

慢性腹泻的饮食安排

首先注意食物要容易消化，质软少渣，无刺激性，不要吃过酸、过辣、调味品过重的食品。要尽量限制食物纤维素的摄入，如韭菜、芹菜、萝卜等食品应尽量少吃。有些患者病程较长，可根据病情，注意增加适当营养。应供给高热量、高蛋白质膳食，吃容易消化的蛋白质食品，如鸡蛋、瘦肉、鱼、鸡肉、豆腐，刀工要精细，不要用大块肉，食物性状以碎肉、肉丁、肉丝、肉末和蒸蛋羹、煮鸡蛋等形式为主，还可适当加餐。这样，才能保证在腹泻中不丢失过多营养。

第五章 消化性溃疡

胃溃疡和十二指肠溃疡总称为消化性溃疡，其主要症状有反复发作的中上腹疼痛，呈周期性、节律性，与饮食有关，可伴泛酸、嘈杂感、嗳气、反胃、恶心、呕吐，严重者有吐血、便血、穿孔、幽门梗阻、癌变等并发症。

消化性溃疡属中医学"胃脘痛""呕吐""吐酸"等范畴。虽其病位在胃，但与肝脾关系密切，主要分为以下证型。

1. 脾胃虚寒型

胃痛隐隐、绵绵不休，手足不温，空腹痛甚、得食则缓，劳累或受凉后发作或加重，泛吐清水、神倦乏力，大便多溏、面色㿠白，舌质淡、苔薄白，脉沉细或弱。

2. 湿热中阻型

胃脘疼痛、灼热，嘈杂吐酸，心烦，口苦或口臭或口黏，渴不欲饮，头重如裹，身重肢倦，纳呆恶心，小溲色黄，大便不畅。舌质红、苔黄或腻，脉滑数。

3. 肝胃气滞型

胃脘胀痛、攻撑作痛，脘痛连胁，嗳气频作、喜长叹息，口苦、恶心、泛酸，大便不畅，得嗳气、矢气则舒，遇烦恼郁怒则痛作或痛甚，苔薄白，脉弦。

第一节　中药内服偏验方

溃疡膏

【组成】黄连素 0.3g，白及 10g，蜂蜜 20ml。

【制法用法】先把黄连素、白及研粉拌匀，再用蜂蜜调成膏状，备用。每餐饭前半小时口服溃疡膏 1 匙（大号），再饮热开水 1 匙。1 个月为 1 个疗程。

【功效主治】温中健脾，祛瘀生肌。主治胃及十二指肠溃疡。

连及汤

【组成】白及 30g，海螵蛸 20g，黄连 8g，田七 5g，珍珠粉（冲）1.5g，甘草 5g。

【制法用法】每剂煎 2 次。每日 1 剂，午饭后 1 小时服 1 次，晚上睡前服 1 次。6~8 周为 1 个疗程。

【功效主治】清热和胃，去瘀生肌，理气止痛。主治消化性溃疡。

蜂蜜鸡内金粉方

【组成】鸡内金，蜂蜜。

【制法用法】鸡内金 70g，微炒研细末；蜂蜜 500g，取蜂蜜约 25g 冲开水适量，吞服鸡内金 5g。每日 2 次，早晚饭前 1 小时服。

【功效主治】健脾消食，化积通便，解痉止痛。主治胃及十二指肠溃疡。

甘草泻心汤

【组成】炙甘草 12g，黄连 3g，黄芩、干姜、半夏、人参各9g，大枣 12 枚。

【制法用法】加水 1000ml，煮取 600ml。分 2 次温服。

【功效主治】益气和胃，消痞止呕。主治消化性溃疡。

乌药左金汤

【组成】白芍 30g，白术 15g，乌贼骨 10g，黄连 6g，甘草 6g，吴茱萸 1g。

【制法用法】水煎服。每日 1 剂。

【功效主治】疏肝泻热，制酸止痛。主治胃及十二指肠溃疡。

胃痛灵糖浆

【组成】白头翁、生黄芪各 30g，蜂蜜 40g。

【制法用法】按上方比例配制成 500ml 糖浆。先将白头翁、生黄芪用清水漂洗并浸泡一昼夜，然后用文火浓煎 2 次去渣取上清液，另将蜂蜜煮沸去沫加入药液中浓缩成糖浆，装瓶备用。每次 20ml，日服 3 次，饭前热开水冲服。

【功效主治】清热解毒，益气生肌。主治胃溃疡、胃及十二指肠溃疡、复合性溃疡。

瓦甘散

【组成】瓦楞子 75%，甘草 25%。

【制法用法】上药研粉。每次服 10g，每日 3 次，饭前开水冲服。

【功效主治】清热制酸，散瘀止痛。主治胃及十二指肠溃疡。

胃疡散

【组成】党参 12g，干姜、白术、炙甘草、煅瓦楞子、延胡索各 10g。

【制法用法】水煎服。每日 1 剂。

【功效主治】温中健脾止痛。主治胃溃疡。

龙牡汤

【组成】生龙骨或煅龙骨、煅牡蛎各 30~50g。

【制法用法】水煎服。每日 1 剂。

【功效主治】收敛固涩，生肌敛疮。主治胃及十二指肠溃疡。

乌白平胃散

【组成】乌贼骨、白及、炙甘草各 15g，焦白术、陈皮、川厚朴各 12g。

【制法用法】水煎服。每日 1 剂。

【功效主治】抗酸止痛，燥湿运脾，行气和胃。主治消化性溃疡。

胃疡汤

【组成】蒲公英 20g，代赭石、海螵蛸、茯苓、黄芪各 20g，白术 10g，枳壳 6g，三七、甘草各 4g。

【制法用法】水煎服。每日 1 剂，分 2 次温服。

【功效主治】理气健脾，清热活血。主治脾胃虚弱型消化性溃疡。

柴胡山药汤

【组成】柴胡、败酱草、黄芪各15g，海螵蛸、郁金、延胡索各12g，川芎10g，白及20g，甘草3g。

【制法用法】水煎服。每日1剂，分2次温服，4周为1个疗程。

【功效主治】疏肝理气，止痛健脾，益气。主治肝脾不和之消化性溃疡。

良附金铃愈疡汤

【组成】高良姜、延胡索、海螵蛸、浙贝各15g，香附、川楝子各10g，白及30g，煅瓦楞子（先煎）20g。

【制法用法】水煎服。每日1剂，分2次温服。

【功效主治】温中祛寒，敛疡止痛。主治胃寒型消化性溃疡。

清幽汤

【组成】黄连、砂仁各5g，木香、丹参、陈皮、法半夏各10g，延胡索、乌梅各15g。

【制法用法】水煎服。每日1剂。

【功效主治】清热消痞，理气止痛。主治肝胃不和型消化性溃疡。

四逆散加减

【组成】柴胡、白芍、枳实、黄连、黄芩各 10g，蒲公英 30g，甘草 6g。

【制法用法】首煎加水 300ml，煎至 200ml；次煎加水 200ml，煎至 100ml，合 2 次药液分 2 次。每日 1 剂，饭前 1 小时内服。治疗 30 日为 1 个疗程。

【功效主治】疏肝理气，清热消滞。主治气滞郁热型消化性溃疡。

疏肝和胃汤

【组成】柴胡、炒白芍、炒枳实、木香、郁金、炙甘草各 10g，砂仁 6g。

【制法用法】水煎服。每日 1 剂，1 周为 1 个疗程，共治疗 2 个疗程。

【功效主治】疏肝和胃。主治肝气郁结型消化性溃疡。

乌及散

【组成】乌贼骨 15g，白及 18g。

【制法用法】共研细末。每次 5g，以温开水送服，每日 3 次。

【功效主治】收敛止血。适用于溃疡病合并出血之辅助治疗。

小贴士

中医治疗消化性溃疡的辨证论治方法

消化性溃疡，湿热中阻是其中一个较常见的证型。作为病理产物，湿热一旦形成，壅阻中焦，既可蚀伤胃肠黏膜，导致溃疡发生，又可耗伤气阴，使病情缠绵难愈；而且溃疡一旦形成，脾胃升降转输失常，又可产生或加重湿热。临床常见胃脘胀闷，隐痛不舒，渴不欲饮，身体困重，溲赤便溏，苔黄腻，脉濡数。治宜健运和中、清利湿热，方用黄连温胆汤，平胃散加藿香、薏苡仁、白蔻仁等。重在清化透解，避免苦寒败胃。周次清教授主张用《寿世保元》之清郁二陈汤（半夏、茯苓、陈皮、甘草、苍术、黄连、栀子、香附、枳实、神曲、川芎、白芍）和茱连丸（苍术、半夏、茯苓、黄连、陈皮、吴茱萸）来治疗。

第二节　食疗偏方

糖渍金橘饼

【组成】鲜金橘 1000g，白糖 500g。

【制法用法】先将金橘洗净，压扁，去小核。将白糖溶解于 800ml 温开水中，再将去核的扁金橘浸渍其中。24 小时后，用文火煎至汁尽停火。冷却后将余下的白糖加入金橘中拌匀，风干即可。当蜜饯随意服食，每日不宜超过 30g。

【功效主治】疏肝解郁，开胃消食。适用于肝胃不和型消化性溃疡者。

生姜猪肚汤

【组成】猪肚 1 个，生姜 250g。

【制法用法】将生姜洗净切碎，纳入猪肚内，扎紧后置砂锅中，加清水适量，文火煨炖至烂熟。调味后吃肚饮汤，2 日内分服，连续吃 3~4 个。

【功效主治】温阳益气，健中补脾。适用于消化性溃疡。

二味瘦肉汤

【组成】橘皮、生姜各 3g，瘦肉 100g。

【制法用法】橘皮、生姜、瘦肉切丝，加清水适量，文火煨炖至熟。吃肉饮汤时可酌加调味品。

【功效主治】温中理气。适用于胃溃疡者。

三七莲藕鸡蛋

【组成】三七末 3g，鸡蛋 1 个，鲜藕 250g。

【制法用法】先将鲜藕去皮洗净，切碎取汁备用；再将鸡蛋打入碗中搅拌；加入藕汁和三七末，拌匀后隔水炖 50 分钟即可。每日清晨空腹食之，8~10 日为 1 个疗程。

【功效主治】健脾开胃，凉血散瘀。适用于脾虚血瘀型溃疡者。

枳壳白及米粉粥

【组成】枳壳 15g，白及 20g，熟炒米粉 35g，白糖 5g。

【制法用法】将枳壳、白及用水洗净，晒干或烘干，碾成细粉，与熟炒米粉混合均匀瓶装备用。上下午各 1 次，用温开水调服。

【功效主治】行气消胀，化滞止血。适用于肝郁气滞型消化性溃疡。

木香乌贼骨散

【组成】木香 100g，乌贼骨 100g。

【制法用法】将木香洗净，晒干或烘干，研为细粉。乌贼骨用清水漂洗，反复换水多次，漂净腥味，晒干或烘干，研为细粉。将木香与乌贼骨粉拌在一起，调匀，装瓶密封。每日 3 次，每次 5g。饭前半小时用温开水送服。

【功效主治】行气和胃，制酸愈疡。适用于肝郁气滞且胃酸较多的消化性溃疡。

甜咸小白菜饮

【组成】小白菜 250g，盐少许，白糖适量。

【制法用法】小白菜洗净剁碎，加盐腌 10 分钟，用纱布包扎绞汁，加入白糖即成。每日 3 次，空腹饮用。

【功效主治】清热，止津，养胃。适用于消化性溃疡胃痛较剧、胃中灼热者。

旱莲白及汤

【组成】旱莲草 30g，白及 15g。

【制法用法】以清水煎开即可。每日 1 剂，早晚 2 次分服。

【功效主治】清热止血。适用于溃疡病合并出血属热证者。

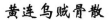

黄连乌贼骨散

【组成】黄连 150g，吴茱萸 25g，乌贼骨 250g。

【制法用法】将黄连、吴茱萸、乌贼骨一同洗净，晒干或烘干，研为细粉，密闭装瓶备用。每日 2~3 次，每次 3g，空腹吞下，用温开水送服。

【功效主治】清肝泄火，和胃止呕，制酸止血。适用于胃中郁热、肝火犯胃的消化性溃疡者。

蜜贝炖百叶

【组成】牛肚 250g，浙贝 15g，蜂蜜 25g。

【制法用法】牛肚、浙贝洗净，切成小块，置于锅中。加入贝母、蜂蜜及水适量，小火炖至牛肚熟烂即成。吃肚喝汤，每日 2 次，半个月为 1 个疗程。

【功效主治】清胃泄热，缓急止痛。适用于胃脘疼痛较为显著的郁热型消化性溃疡者。

甘蓝饴糖液

【组成】鲜甘蓝 500g，饴糖适量。

【制法用法】将甘蓝切碎，加盐少许搅拌使软，绞汁取液后，入饴糖令溶。每服 200ml，每日 2 次，饭前加温饮服。10 日为 1 个疗程。

【功效主治】清热愈疡，缓急止痛。适用于肝胃郁热型消化性溃疡者。

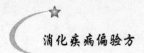

竹荪三七鸡片

【组成】干竹荪 50g，参三七 5g，鸡脯肉 200g，鸡蛋 1 个，佐料各适量。

【制法用法】竹荪用清水洗净沙粒，温水浸泡回软后去菌盖和菌托，去根洗净，入沸水锅焯一下取出，沥干水分，顺长丝剖开，切成微片。参三七用水洗净，晒干或烘干，研为细粉，备用。鸡脯肉剔去筋皮肉膜，洗净，切成 3cm 长的薄片，放入碗内，加三七粉、料酒、精盐、味精、鸡蛋清和湿淀粉拌匀，稍腌渍。葱花、姜末、料酒、味精、少许鲜汤、湿淀粉兑成汁，备用。炒锅上火，放入油，烧至四成热时，投放腌好的鸡肉片。七成熟时，放入竹荪片翻炒，烹入调好的汁，翻炒数下，起锅。佐餐食用。

【功效主治】滋补脾胃，止血化瘀定痛。适用于血瘀型消化性溃疡及消化道出血后恢复期。

藕粉糕

【组成】藕粉、糯米粉、白糖各 250g。

【制法用法】将以上原料同放盆中和匀，加水适量，揉成面团，上笼蒸 20 分钟即成。每次 50~150g，每日 1~2 次，或作主食或作点心，温热服食。

【功效主治】补虚，养胃，止血。适用于老年消化性溃疡体虚食少、呕血、便血等。

黄芪肉桂白芍蜜饮

【组成】黄芪 15g，肉桂 6g，白芍 12g，生姜 10g，甘草 3g，

大枣 10 枚，蜂蜜 30g。

【制法用法】将黄芪等 6 味药洗净，入清水中浸泡片刻，同入砂锅，加水适量，煎煮 2 次，每次 30 分钟。合并 2 次煎汁，过滤后调入蜂蜜，拌和均匀即成。早晚分服。

【功效主治】温补脾胃，缓急止痛。适用于脾胃虚寒型消化性溃疡。

姜茶饮

【组成】生姜 3 片，绿茶 3g，刀豆子 10g，红糖适量。

【制法用法】将上药放入保温杯中，用沸水冲泡片刻。代茶频饮，当日饮完。

【功效主治】温胃散寒，和胃降逆。适用于脾胃虚寒型消化性溃疡。

苏叶砂仁茶

【组成】苏叶 5g，砂仁 2g，红茶 3g。

【制法用法】将苏叶、砂仁洗净，研成粗末，与红茶同放入杯中，滚水冲泡，加盖闷 15 分钟即成。当茶频饮，一般可以冲泡 3~5 次。

【功效主治】温胃散寒，调气和中。适用于脾胃虚寒兼气滞的消化性溃疡。

栗子糕

【组成】板栗 500g，白糖 250g。

【制法用法】板栗水煮 30 分钟，待冷去皮，放碗中，上笼蒸 30 分钟取出。加入白糖，压成栗子泥，放入搪瓷盘内。切成 4cm

长、3cm 宽的块即成。当作糕点食用，每次少量。

【功效主治】健脾益胃，止血。适用于老年消化性溃疡体虚、吐血、便血等。

双荷汤

【组成】鲜荷叶（剪去边缘和叶蒂部分）100g，鲜藕节 200g，蜂蜜 50g。

【制法用法】荷叶剪碎，藕节切碎，共放于蒜罐中，加蜂蜜后捣烂。再倒入锅内，加水适量，煎煮 1 小时即成。当茶随意饮之。

【功效主治】收敛止血。适用于老年消化道出血所致的吐血、便血等。

二鲜饮

【组成】鲜藕、鲜白茅根各 120g。

【制法用法】将鲜藕洗净，切成薄片；茅根洗净，切碎。藕片、茅根一起放入锅内。加清水适量，用武火烧沸后，转用文火煮 20~30 分钟，去渣留汁。适量饮用。

【功效主治】清热凉血，化瘀止血。适用于淤血型溃疡伴上消化道少量出血者。

苡仁愈溃散

【组成】薏苡仁 200g，白及 100g，肉桂 20g。

【制法用法】将白及、薏苡仁、肉桂用水洗净，晒干或烘干，研为细粉，混合均匀，密闭装瓶保存。每日 2 次，每次 5g，用温开水调成糊状，饭前服用。

【功效主治】健脾护胃，止血消瘀。适用于脾胃虚寒型消化性溃疡者。

狗肉豆豉粥

【组成】狗肉 250g，大米、豆豉各适量。

【制法用法】将狗肉与大米共煮粥，加盐、豆豉。分 2~3 次食用。

【功效主治】温补脾胃，祛寒镇痛。适用于脾胃虚寒型消化性溃疡者。

小茴首乌煲猪肚

【组成】鲜猪肚 1 个，炒小茴香 30g，何首乌 60g。

【制法用法】猪肚整只洗净，药物用纱布袋另装并扎好袋口，一同放入砂锅内。加水适量同煲，以猪肚熟烂为度。取出药袋不用。猪肚与汤分为 9 份，每次 1 份，每日 3 次。

【功效主治】养胃益精，散寒止痛。适用于虚寒型溃疡者。

牛奶蜂蜜饮

【组成】鲜牛奶 250ml，蜂蜜 50g，白及 6g。

【制法用法】将鲜牛奶煮沸后加入蜂蜜、白及，调匀即成。早餐时随早餐饮用。

【功效主治】补虚和中，益气养胃。适用于老年消化性溃疡者。

良姜炖鸡

【组成】公鸡 1 只，良姜、草果各 6g，陈皮、胡椒各 3g，葱、酱油、盐各适量。

【制法用法】公鸡去毛及内脏，洗净，切块，放入锅内，再放入上述药物及调料，加水适量。用小火煨炖，熟烂即可。吃肉喝汤。

【功效主治】补虚散寒，理气止痛。适用于脾胃虚寒型消化性溃疡者。

糖蜜红茶饮

【组成】红茶 5g，蜂蜜、红糖适量。

【制法用法】将红茶置于保温杯中，用沸水冲泡，加盖闷 10 分钟，加入红糖和蜂蜜即成。当茶随意饮之。

【功效主治】和中润燥，养胃止痛。适用于老年消化性溃疡者。

茴香狗肉汤

【组成】狗肉 250g，小茴香、八角、桂皮、陈皮、草果、生姜、盐适量。

【制法用法】狗肉洗净，切块，与八角、小茴香、桂皮、陈皮、草果、生姜、盐一起放入锅中，加水适量。将锅置武火上烧沸，用文火煮至狗肉熟烂即成。吃肉喝汤，当作菜肴随意食之。

【功效主治】温中健脾，助阳和胃。适用于老年消化性溃疡者。

良姜粥

【组成】高良姜 15g，粳米 100g。

【制法用法】用水 750ml 煎高良姜，煎至 500ml，去渣，入粳米，文火熬煮至米熟烂成粥。早餐时食用。

【功效主治】散寒止痛，健脾和胃。适用于脾胃虚寒型消化性溃疡者。

鸡蛋壳糯米粥

【组成】鸡蛋壳（连衣）3个，糯米、香油、盐、味精适量。

【制法用法】蛋壳加水煎汁去渣。糯米洗净，加水煮至熟烂成粥，加入蛋壳汁、香油、盐、味精，调匀即成。早餐时食用。

【功效主治】补中益气，止酸和胃。适用于消化性溃疡者。

羊肚鲜汤

【组成】羊肚1只，生姜15g，肉桂3g，丁香10粒，芫荽、盐、味精适量。

【制法用法】羊肚洗净，加入生姜（切片）、肉桂、丁香、盐及适量水，炖至烂熟，再加入适量味精及芫荽等即成。吃羊肚喝汤，每天吃1~2次，2天服完。

【功效主治】补脾助阳，温胃止痛。适用于老年消化性溃疡属脾胃虚寒者。

六味牛肉脯

【组成】胡椒15g，荜茇15g，陈皮6g，草果6g，砂仁6g，牛肉2500g，生姜100g，葱50g，盐75g。

【制法用法】牛肉去筋膜，洗净，入沸水锅汆至色变，捞出晾凉后切大块。胡椒、荜茇、陈皮、草果、砂仁、良姜研制成粉，再把生姜、葱绞汁拌和上述药粉，加盐调成糊状。将牛肉块用药糊拌匀后装入坛内封口，腌2日后取出，再入烤炉中烧熟作脯即成。佐餐食用。

【功效主治】温中健脾，益气补血。适用于消化性溃疡者。

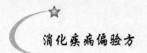

姜枣粥

【组成】生姜6g，大枣9枚，粳米100g，白糖或红糖适量。

【制法用法】生姜切片，与粳米、大枣同煮粥，加适量白糖调味即成。趁热服，冬季可当作早晚餐食用。

【功效主治】温胃散寒。适用于脾胃虚寒型溃疡者。

红酒热饮

【组成】红葡萄酒100g，白糖20g，丁香（研末）0.1g，肉桂（研末）0.5g。

【制法用法】以上诸品混在一起，隔水炖热，过滤即得。温热饮用，每日1次。

【功效主治】开胃消食，散寒暖胃。适用于脾胃虚寒型溃疡者。

豆苗猪肚汤

【组成】猪肚250g，嫩豆苗100g，黄酒、姜片、精盐、味精各适量。

【制法用法】猪肚洗净后，切成片，加黄酒、姜片、水，用文火炖至熟烂，投入豆苗，待沸调味。吃肉喝汤。

【功效主治】温胃暖中。适用于脾胃虚寒型溃疡者。

腰花木耳汤

【组成】猪腰子300g，水发木耳15g，笋花片50g，葱段5g，味精、精盐、胡椒粉各适量，猪骨汤1000g。

【制法用法】将猪腰子切成2片，除去腰臊，洗净后切成兰花片，用清水泡一泡。木耳用清水洗净待用。将腰花、木耳、笋片、花椒一起下开水锅焯熟后捞出，放在汤碗内，加入葱段、味精、盐、胡椒粉。再将烧沸的猪骨汤倒入碗内即成。吃肉喝汤。

【功效主治】补肾暖胃，开胃暖身。适用于脾胃虚寒型溃疡者。

羊肉挂面

【组成】挂面 100g，羊肉 100g，鸡蛋 1 个，蘑菇、姜末、猪油、胡椒粉、盐、醋适量。

【制法用法】羊肉切丝，鸡蛋用油煎熟；锅内加水烧沸，下入羊肉丝、挂面、蘑菇、姜末。将熟时加入鸡蛋，放入盐、醋、胡椒粉即成。作主食食用。

【功效主治】补脾温中。适用于消化性溃疡脾胃虚寒者。

双耳冰糖饮

【组成】黑木耳 10g，银耳 10g，冰糖 10g。

【制法用法】将黑木耳和银耳分别用清水泡发、洗净、去蒂、切碎，改入锅中，加适量水和冰糖。大火煮沸后，改小火煨煮 60 分钟即成。当点心，喝汤食双耳。

【功效主治】养阴益胃，护膜消积。适用于阴虚型溃疡者。

猪皮冻

【组成】猪皮 1500g，盐、酱油、花椒、生姜、味精各适量。

【制法用法】先将猪皮洗净，切成小块，放在锅中，加入盐、花椒、酱油等调味料，再加入适量的清水。先用旺火烧沸，再用文火炖至肉皮烂透。煎至汁液黏稠时，捞出花椒、生姜，将肉皮稠汤倒入盆内，冷藏备用。服用之时，将猪皮冻切成片，放入盘中，加入蒜苗段或葱花，适加香醋，调拌均匀即可。佐餐食用。

【功效主治】滋阴养血，清热泻火。适用于溃疡病血虚者。

桂圆肉粥

【组成】桂圆肉 50g，百合 40g，粳米 100g，大枣 6 枚，白糖 30g。

【制法用法】将粳米煎至半熟，加入桂圆肉、百合及大枣，共煮粥，加入白糖即成。早午餐食用。

【功效主治】补气养血，健脾开胃。适用于溃疡病血虚者。

西洋参粥

【组成】西洋参 3g，桂圆肉 30g，粳米 100g，白糖 30~50g。

【制法用法】粳米洗净，与西洋参、桂圆肉共煮粥，加入白糖即成。早晚餐食用。

【功效主治】益胃生津，润肺养阴。适用于素体阴虚之溃疡者。

奶汤生蹄筋

【组成】新鲜猪蹄筋 500g，小白菜 1500g，黑木耳 30g，料酒 50g，盐 15g，味精 1.5g，高汤 500g，佐料适量。

【制法用法】蹄筋洗净，切好。葱切为段，姜切成姜丝。小白菜下入开水锅焯过，用冷水过凉。锅内放入高汤、葱、姜、料酒、蹄筋、木耳、盐，烧开。倒入味精、胡椒粉、白菜，烧开调好味，撇去浮沫，装入汤盆内，放入鸡油即成。当作菜肴服食。

【功效主治】滋阴生津。适用于阴虚之溃疡病者。

牛肉仙人掌

【组成】鲜仙人掌 30~60g，牛肉 60g。

【制法用法】将仙人掌洗净切碎，牛肉切片，共同炒熟，加适量调味品后食用。每天 1 次，连食 5~10 日。

【功效主治】健脾和胃，活血止血。适用于溃疡出血者。

红糖豆腐汤

【组成】豆腐 100~200g，红糖 60g。

【制法用法】上述材料加清水 500ml，文火煨炖约 10 分钟即成。每日 1 次。

【功效主治】补血散瘀，暖肝祛寒。适用于胃及十二指肠溃疡。

蜂蜜汁

【组成】蜂蜜 100~150ml。

【制法用法】将蜂蜜隔水蒸熟后，于吃饭前一次服下。每日 3 次，长期服食。

【功效主治】滋阴润燥。适用于肝胃阴虚型消化性溃疡者。

沙参麦冬雪梨汁

【组成】沙参 10g，麦冬 10g，饴糖 30g，雪梨 1~2 个。

【制法用法】前 2 味先煎去渣留汁，趁热调入饴糖和梨汁。每日分 2 次温服。

【功效主治】养阴益胃。适用于肝胃阴虚型消化性溃疡者。

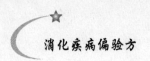

蜂蜜红花饮

【组成】红花 5g，蜂蜜适量。

【制法用法】取红花 5g 置保温杯中，冲入沸水后加盖浸泡约 10 分钟，再加入适量蜂蜜，趁热服。每日 1 次。

【功效主治】和胃利肠，止痛祛疡。适用于消化性溃疡者。

土豆汁饮

【组成】连皮生土豆适量。

【制法用法】取连皮生土豆适量，洗净，切碎绞汁。每晨空腹服用 50~100ml。

【功效主治】和胃调中，健脾益气。适用于消化性溃疡，亦可治疗习惯性便秘。

佛手山药汤

【组成】薏苡仁 30g，白扁豆 30g，佛手 9g，山药 30g。

【制法用法】上述材料入锅加水 3 碗，煎成 1 碗。每日 1 剂，连服 7~10 日。

【功效主治】健脾祛湿理气。适用于脾胃湿热型消化性溃疡者。

白扁佛粥

【组成】白扁豆 60g（鲜品加倍），佛手 15g，粳米 60g。

【制法用法】先将佛手加水 3 碗煎汤去渣，再入扁豆、粳米煮粥。每日 1 剂，连服 10~15 日。

【功效主治】健脾祛湿理气。适用于脾胃湿热型消化性溃疡者。

佛手扁薏粥

【组成】佛手 10g,白扁豆、薏苡仁、山药各 30g,猪肚汤及食盐适量。

【制法】将佛手水煎取汁,去渣,纳入扁豆、薏苡仁、山药及猪肚汤,煮为稀粥,略放食盐调味服食。每日 1 剂。

【功效主治】健脾祛湿,疏肝理气。适用于肝胃郁热型的胃及十二指肠溃疡等。

花生牛奶蜜

【组成】花生仁 50g,牛奶 200g,蜂蜜 30g。

【制法用法】先将花生仁用清水浸泡 30 分钟,取出捣烂;牛奶用锅煮沸,加入捣烂的花生仁,再煮沸,取出晾凉,调入蜂蜜,即成。日服 1 剂,睡前食用。

【功效主治】补中益气。适用于胃溃疡者,有较好疗效。

冲蛋花

【组成】鸡蛋 1 个。

【制法用法】将鸡蛋打入碗中,用筷子搅匀,用滚烫的开水冲熟后即可食用。每日 1 剂。

【功效主治】保护胃黏膜。适用于消化性溃疡者。

三七炖鸡蛋

【组成】鸡蛋 1 个,蜂蜜 30ml,三七粉 3g。

【制法用法】将鸡蛋打入碗中搅拌,加入三七粉拌匀,隔水炖熟再加蜂蜜调匀服食。每日 1 剂。

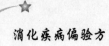

【功效主治】活血止血，和胃健脾。适用于胃及十二指肠溃疡。

饴糖豆浆

【组成】豆浆 1 碗，饴糖 15g。

【制法用法】豆浆加入饴糖煮沸后。晨起空腹服。

【功效主治】温中健脾，和胃止痛。适用于胃及十二指肠溃疡。

蛋壳粉

【组成】鸡蛋壳适量。

【制法用法】鸡蛋壳焙黄研为细末。每次服 6g，温水送服。

【功效主治】制酸止痛。适用于胃溃疡者。

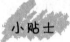

消化性溃疡的保养及饮食疗法

1. 合理安排生活，调畅情志

本病是慢性疾病，在病因和发病学上，神经精神因素起到了重要的作用，因而要使患者了解精神因素与疾病的关系，认识本病的规律与可治性，掌握治疗原则与方法，从而树立战胜疾病的顽强意志和必胜的信心。合理安排生活，避免过度疲劳，在本病的发病期及缓解期均属重要，尤其在发病期必须注意适当休息。吸烟、饮酒与急食等习

96

惯均对治疗不利。太极拳等体育锻炼可增强体质，对加速疾病治愈有一定帮助。

2.饮食疗法原则

（1）少量多餐，定时进食，以免过度扩张窦部，减少胃泌素的分泌。

（2）食物要易于消化，且富于营养，含高热量而不引起胃酸大量分泌。

（3）避免化学性或机械性胃刺激物，如辛辣、油煎食物，腐乳、浓茶、咖啡及酒类等。发病期，每日进餐5~6次。食谱可因人因地制宜，如软饭、馒头、面条、牛乳、粥、豆浆、蛋类、鱼、瘦猪肉、牛肉、菜叶或菜泥等，均可采用，并作适当调配。须注意摄入足量的维生素C。缓解期可按照常人餐次，但仍须遵守饮食疗法的原则及各项禁忌。

第六章　肠炎

肠炎是细菌、病毒、真菌和寄生虫等引起的小肠炎和结肠炎。临床表现主要有腹痛、腹泻、稀水便或黏液脓血便。部分患者可有发热及里急后重感觉，故亦称感染性腹泻。肠炎按病程长短不同，分为急性和慢性两类。慢性肠炎病程一般在 2 个月以上，临床常见的有慢性细菌性痢疾、慢性阿米巴痢疾、血吸虫病、非特异性溃疡性结肠炎和局限性肠炎等。

中医学认为本病属于"泄泻""痢疾"等范畴。临床具有病程长、缠绵难愈的特点，多属正虚邪恋或本虚标实、寒热错杂之证。肠炎临床上分型颇多，但多数临床资料集中于以下 3 型。

1. 脾胃虚弱

脾胃乃后天之本，主腐熟、运化水谷。若后天受损，脾胃阳虚，水谷不化，水湿停积，下注大肠，以致大肠出现充血、水肿、溃疡。常见症状有溏泄，反复发作，食欲不振，腹痛肠鸣，腹胀不舒，稍进油腻食物则便次增多，大便常挟有黏冻和少量脓血，面色萎黄，舌淡苔白，脉虚缓。

2. 脾肾阳虚

脾主运化，肾为胃关，若腹泻日久失治，损伤脾阳，下关不固而形成脾肾阳虚泄泻。常见症状有肠鸣腹泻，久泻不愈，腹泻常发于黎明前，泄后痛减，形寒肢冷，少食肢倦，面色白，腰膝冷痛，舌苔白，脉沉细无力。

3.湿热困脾

多因外邪侵袭，饮食不节，或因湿热困脾，损伤脾胃所致。常见症状有腹痛，脓血样便，肛门灼热，里急后重，纳差，舌红苔黄腻，脉滑数。

第一节　中药内服偏验方

三草汤

【组成】败酱草、鱼腥草、仙鹤草各 15g。

【制法用法】水煎服。每日 1 剂。

【功效主治】清热解毒，消肿排脓。主治慢性溃疡性结肠炎。

陈荷散

【组成】陈皮 15g，干荷叶 10g，砂仁 2g。

【制法用法】上药研末，开水泡服。每日 2 剂，早晚各服 1 剂。

【功效主治】理气健脾，化湿和胃止泻。主治溃疡性结肠炎。

苦参汤

【组成】苦参、白头翁、椿根白皮、紫草各 30g，黄连 10g。

【制法用法】水煎服。每日 1 剂，分 2 次服。

【功效主治】清热燥湿，凉血活血。主治溃疡性结肠炎。

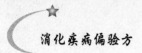

肠炎平煎

【组成】黄芪、党参、当归、茯苓各15g，白术、木香各10g，陈皮、甘草各6g。

【制法用法】水煎服。每日1剂，分2次服。30日为1个疗程。

【功效主治】补脾益气，行气和血。主治慢性溃疡性结肠炎。

白头翁汤

【组成】白头翁、秦皮各15g，黄柏、黄连各10g，甘草5g。

【制法用法】以上药物，清水3碗煮至半碗，复煎。每日2次，7日为1个疗程。

【功效主治】清热凉血解毒。主治溃疡性结肠炎。

燥湿泄浊汤

【组成】茯苓15g，藿香、佩兰、厚朴、陈皮、法半夏各10g，通草5g。

【制法用法】水煎服。每日1剂，分2次服，10日为1个疗程。

【功效主治】健脾运湿，芳香化湿。主治溃疡性结肠炎。

活血理肠汤

【组成】当归、败酱草、白及各12g，木香9g，红花、黄连、甘草各6g，三七粉4g。

【制法用法】水煎服。每日1剂，分3次服，30日为1个疗程。

【功效主治】活血行气。主治慢性溃疡性结肠炎。

芍药汤

【组成】白芍 24g，黄芩 12g，黄连、当归各 9g，木香（后下）10g，大黄 8g，槟榔 10g，苦参 6g，白花蛇舌草 30g。

【制法用法】水煎服。每日 1 剂。

【功效主治】清热燥湿，调气和血。主治溃疡性结肠炎。

燮理汤

【组成】山药 30g，银花、白芍各 15g，牛蒡 6g，黄连、肉桂各 4.5g，甘草 3g。

【制法用法】水煎服。每日 1 剂。

【功效主治】健脾和胃，调理阴阳，清肠泄毒。主治慢性结肠炎。

痛泻要方

【组成】炒白芍、炒白术各 20g，陈皮、防风、甘草各 10g，郁金 12g，木香（后下）9g。

【制法用法】水煎服。每日 1 剂。

【功效主治】抑肝扶脾，调和气机。主治溃疡性结肠炎。

驻车丸

【组成】阿胶（烊化）10g，当归 9g，黄连 12g，炮姜 8g，火炭母 30g，木香（后下）5g，山药 15g，甘草 6g。

【制法用法】水煎服。每日 1 剂。

【功效主治】养阴止痢，益气固肠。主治溃疡性结肠炎。

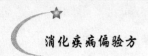

败红汤

【组成】败酱草、红藤、白花蛇舌草各 30g，炒槐花 20g，赤芍、薏苡仁、云苓各 15g，木香 10g，银花、厚朴 6g。

【制法用法】水煎服。每日 1 剂，分 2 次服。

【功效主治】清热解毒，活血止痢。治疗慢性非特异性溃疡性结肠炎。

四逆散合痛泻要方化裁

【组成】柴胡、甘草各 5g，白芍、枳壳、防风、白术、黄芩各 10g。

【制法用法】水煎服。每日 1 剂。

【功效主治】疏肝理脾止泻。主治慢性结肠炎。

黄连乌梅汤

【组成】黄连、乌梅、黄柏、煨诃子、补骨脂、防风、白芍各 10g，甘草 5g，干姜 3g。

【制法用法】水煎 500ml。每日 2 次，10 日为 1 个疗程。

【功效主治】清热燥湿，涩肠止泻。主治慢性结肠炎。

慢性结肠炎方

【组成】党参、怀山药、茯苓各 15g，白术、藿香、扁豆、陈皮、羌活、防风各 10g，白蔻仁（后下）、炮姜各 6g，炙甘草 5g。

【制法用法】水煎服。每日 1 剂，分 2 次服用。4 周为 1 个疗程。

【功效主治】健脾化湿止泻。主治慢性结肠炎。

当归六黄汤

【组成】黄芪 20g，当归、生地各 15g，黄芩 10g，黄连、黄柏、熟大黄各 10g。

【制法用法】水煎分 2 次服。每日 1 剂，30 日为 1 个疗程。

【功效主治】补脾益气，滋阴止泻。主治慢性溃疡性结肠炎。

香连四君汤

【组成】黄芪、生地榆各 30g，党参、茯苓、白芍各 15g，焦白术 12g，白及、木香各 10g，甘草 6g，川黄连 4.5g。

【制法用法】水煎服。每日 1 剂，2 次分服，20 日为 1 个疗程。

【功效主治】健脾益气止泻。主治慢性溃疡性结肠炎。

清化溃结汤

【组成】红藤 30g，黄芪、六一散各 20g，白头翁、虎杖、薏苡仁、生白术各 15g，黄连、木香、焦三仙各 10g。

【制法用法】以上药物，水煎分 2 次服。每日 1 剂，10 日为 1 个疗程。

【功效主治】清热解毒，理气止泻。主治溃疡性结肠炎的急性活动期。

薏苡仁败酱汤

【组成】薏苡仁、败酱草各 20g，苏条参、槐花、白芍、白及各 15g，炙黄芪、槟榔、胡黄连、元胡、丹皮、木通各 10g，木

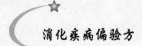

香、生甘草各 6g。

【制法用法】水煎服。每日 1 剂，分 3 次服。

【功效主治】清热解毒，消积导滞，理气止泻。主治慢性溃疡性结肠炎。

肠风合剂

【组成】赤石脂、冬瓜仁、炒白芍各 30g，苍术、生白术、槐花、黑地榆、仙鹤草各 15g，木香 10g，黄连、黄芩、干姜各 6g，甘草 3g。

【制法用法】水煎服。每日 1 剂，分 2 次服，10 日为 1 个疗程。

【功效主治】清热燥湿，止血止痛。主治溃疡性结肠炎。

肠炎汤

【组成】白芍 30g，葛根、黄芪、地榆各 15g，白术、黄芩、大黄、槟榔、广木香（后下）、莪术各 10g，黄连、甘草各 6g。

【制法用法】水煎 2 次。每日 1 剂，分 2 次温服。3 日为 1 个疗程。

【功效主治】清热化湿，行气导滞，活血止泻。主治溃疡性结肠炎。

托里消毒散

【组成】金银花 30g，黄芪、白头翁各 15g，川芎、当归、白芍、白术、茯苓、白芷、皂角刺、桔梗各 10g，生大黄 5g，甘草 4g。

【制法用法】将药物研细末，饭前半小时用热开水调成糊状吞服。每次 15g，每日 3 次。

【功效主治】清热解毒，活血止泻。主治溃疡性结肠炎。

参芪芩连汤

【组成】党参、黄芪、黄芩、茯苓、炒扁豆、芡实、石榴皮各 12g，黄连、甘草各 6g。

【制法用法】水煎服。每日 1 剂，分 2 次服，10 日为 1 个疗程。

【功效主治】益气健脾，涩肠止泻。主治慢性溃疡性结肠炎。

温肾和中汤

【组成】黄芪 20g，土炒白术 18g，鹿茸（分冲）、茯苓各 15g，川厚朴、黄柏各 10g，三七粉（分冲）3g。

【制法用法】水煎服。每日 1 剂，分 2 次服，20 日为 1 个疗程。

【功效主治】温补脾肾，活血止泻。主治慢性溃疡性结肠炎。

健脾益肠方

【组成】白及、公英各 30g，葛根 25g，当归 20g，党参、白术、赤石脂各 15g，黄连、赤芍、甘草各 10g，三七粉（分冲）5g。

【制法用法】水煎服。每日 1 剂，分 2 次服，10 日为 1 个疗程。

【功效主治】健脾益气，愈疡止泻。主治溃疡性结肠炎。

温脾清热汤

【组成】党参、白花蛇舌草各 30g，茯苓、白芍、枳壳各 20g，白术、白头翁、甘草各 15g，干姜、黄芩各 10g。

【制法用法】水煎服。每日1剂，分2次服，10日为1个疗程。

【功效主治】温脾行气，清热止痢。主治慢性溃疡性结肠炎。

小贴士

中医对溃疡性结肠炎的辨证论治方法

上热下寒之非特异性溃疡性结肠炎，临床表现为腹中冷痛，下利日数行，伴有黏液，口干，恶心，舌边尖红、苔白腻，脉沉弦。盖因上有热，下有寒，寒热阻拒，阴阳不交，影响胃肠的消化、传导功能，故见腹痛下利，伴有呕吐、口渴、舌红等症。用黄连汤治疗（黄连、桂枝各10g，半夏15g，干姜10g，党参12g，炙甘草10g，大枣12枚，柴胡10g），以清上热、温下寒，交通上下阴阳，为正治之法。

张仲景用本方治疗"胸中有热，胃中有邪气（寒）"的"腹中痛，欲呕吐"之证。黄连汤由半夏泻心汤去黄芩加桂枝而成，两方用药仅一味之差，而主治各有不同。半夏泻心汤主治寒热错杂于中焦，有心下痞满、呕吐、下利等症，故姜、夏与芩、连并用，辛开苦降，以解寒热之痞气。而黄连汤之证热在上，寒在下，上胸下腹，与中之"心下"无关，故用黄连清热于上，干姜散寒于下。妙在桂枝一味，下气降冲，温通上下，斡旋阴阳。

第二节 食疗偏方

口蘑莲实粥

【组成】口蘑 15g，莲实 30g，粳米 50g，调料适量。

【制法用法】将口蘑泡发切丁，莲实用清水浸泡去芯，与粳米一起放入锅内，加水用文火熬煮成稠粥。食时调味，日服 1~2 次。

【功效主治】健脾益肾。适用于肠炎者。

山药饭

【组成】山药、莲子、薏苡仁、扁豆各 30g，粳米 300g。

【制法用法】将前 4 味洗净切碎，莲子去皮、芯后煮烂，再与粳米一起入锅煮饭。随量食用。

【功效主治】健脾止泻，和胃化湿。适用于肠炎者。

鳗鲡山药汤

【组成】鳗鲡鱼 250g，怀山药 100g，青菜心 30g，料酒、精盐、葱段、姜片、胡椒粉、猪油各适量。

【制法用法】将鳗鲡鱼宰杀，洗净切丝；怀山药洗净切片；青菜心洗净。油锅烧至六成热，投入葱姜煸香，烹入料酒，放入鳗鱼丝煸炒几下，加入适量清水，放入山药、料酒、盐、葱、姜，煮至鱼肉熟烂，拣出葱、姜，放入菜心稍煮，撒上胡椒粉即可。随量分多次佐餐，或空腹服食。

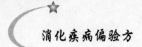

【功效主治】补中益气，温肾止泻。适用于肠炎者。

大蒜粥

【组成】大蒜 30g，粳米 100g。

【制法用法】将大蒜去皮洗净，放入沸水中煮 1 分钟捞出；粳米淘净，倒入蒜水中煮成稀粥，粥将成时，把蒜重新放入粥锅中，再稍煮片刻即可。随量食用。

【功效主治】行滞气，暖脾胃，消痞积。适用于肠炎腹泻者。

山药大枣粥

【组成】山药 30g，薏苡仁 20g，大枣 10 枚，干姜 3 片，糯米 30g，红糖 15g。

【制法用法】将上 6 味一起放入锅内，加水按常法共熬煮成粥。每日分 3 次服用，连续服用半个月。

【功效主治】健脾益胃止泻。适用于肠炎者。

牛肚薏苡仁粥

【组成】牛肚 1 个，薏苡仁 120g。

【制法用法】将牛肚洗净，切成小块，与薏苡仁一起放入锅内，加水适量，用大火煮沸后，改用文火熬煮成粥即可。每日 1 次，随量食用。

【功效主治】健脾祛湿。适用于肠炎者。

白术薏苡仁粥

【组成】白术 30g，粳米 50g，薏苡仁 50g，白糖适量。

【制法用法】先水煎白术，去渣取汁，再放入粳米、薏苡仁，用文火煮成粥，食时加入白糖搅匀即可。随量食用。

【功效主治】健脾化湿，开胃消食。适用于肠炎者。

醋花生

【组成】花生500g，米醋1000g。

【制法用法】将花生洗净，放入瓶中，再将米醋放入瓶内，浸泡10天。食用时从瓶内取出即可。每日2次，每次吃花生30g。

【功效主治】消肿止泻。适用于肠炎者。

乌梅汁

【组成】乌梅1000g，白砂糖50g。

【制法用法】摘取未熟乌梅洗净，放入瓶中，将砂糖放入乌梅中浸渍10天。将乌梅汁取出装入空瓶中即成。每日1次。

【功效主治】止血消肿。适用于肠炎者。

健脾止泻糕

【组成】鲜山药250g，赤小豆150g，芡实米30g，白扁豆20g，茯苓20g，乌梅4枚，果料及白糖适量。

【制法用法】将赤小豆制成豆沙加适量白糖。茯苓、白扁豆、芡实米共研成细末，加少量水蒸熟。鲜山药去皮蒸熟加入上粉，拌匀成泥状，在盘中一层鲜山药粉末泥，一层豆沙，约6~7层，上层点缀适量果料，上锅再蒸。乌梅、白糖熬成浓汁，浇在蒸熟的糕上。每日2次，分食之。

【功效主治】健脾止泻。适用于肠炎者。

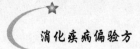

粟米粥

【组成】粟米 50g，茯苓 20g，当归、白芍、川芎、人参、白术各 15g，桂枝 10g。

【制法用法】将当归、白芍、川芎、人参、白术、茯苓、桂枝放入锅内，加水适量，煮 25 分钟。停火，滤去渣，留药液。再将粟米淘洗干净，放入锅内，加入药液，清水适量，煮 30 分钟即成。每日 1 次，每次吃粟米 50g。

【功效主治】祛痛止痢。适用于直肠部位溃疡、绞痛、便中带血者。

白及粥方

【组成】白及 10g，大米 100g。

【制法用法】将白及洗净，切成 2cm 见方的小块；大米淘洗干净。将大米、白及放入锅内，加水适量，置武火上烧沸，再用文火煮 30 分钟即成。每日 1 次，每次吃粥 100g。

【功效主治】养胃，止血，消肿。对大肠溃疡便血患者尤佳。

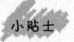
小贴士

溃疡性结肠炎饮食禁忌

溃疡性结肠炎在现代临床上并不少见，但是很多人对该病都不了解。溃疡性结肠炎的症状多，且缺乏特异性，很容易被误认为是其他疾病。此病的饮食禁忌如下。

1. 少吃粗纤维食物

忌选粗纤维的食物和加工粗糙的食品。因为大量的粗纤维食物会刺激肠道，并影响营养物质的吸收，对原本就营养不良的患者而言会加重病情。所以，应尽量限制食物纤维的摄入，如韭菜、芹菜、白薯、萝卜、粗杂粮、干豆类等。疾病活动期应忌食生蔬菜、水果，可制成菜汁、菜泥、果汁、果泥等食用。不要用大块肉烹调，要用碎肉、肉丁、肉丝、肉末等形式。

2. 慎吃海鲜

中医将海鲜列为"发物"是有一定道理的，海产品中的蛋白质不同于我们经常吃的食物中的蛋白质，某些异种蛋白质易引起过敏，加重炎症反应，所以溃疡性结肠炎患者一定要慎重食用海鲜。疾病活动期也不建议喝牛奶及乳制品。

3. 忌刺激性食物

辛辣刺激性食物会对胃肠道造成不良刺激，因此溃疡性结肠炎患者应忌辣椒、芥末、酒等辛辣刺激食物，少吃大蒜、生姜、生葱。也不要食用过冷、过热的食物。夏天尤其要避免食用冷饮和刚从冰箱里拿出来的食物。

4. 不宜吃油腻食物

溃疡性结肠炎的腹泻常伴有脂肪吸收不良，严重者伴有脂肪泻。因此膳食脂肪量要限制，应采用少油的食物和少油的烹调方法。对伴有脂肪泻者，可采用中链脂肪酸油脂，如椰子油。腹泻时不宜吃多油食品及油炸食品，烹调各种菜肴应尽量少放油，并采用蒸、煮、焖、汆、炖、水滑等方法。

第七章 便秘

便秘是排便次数明显减少，或无规律，粪质干硬，每2~3日或更长时间一次，常伴有排便困难感的病理现象。常见的原因为功能性疾病，与患者的心理因素以及排便过程的生理反射失常等因素有关。一些患者长期服用泻药，导致结肠黑变病，加重便秘程度，并使大肠癌发生的危险增加。继发性疾病包括：消化道本身的疾病，如肿瘤、炎症；自身免疫病、糖尿病、低钾血症、甲状腺功能低下以及神经系统及肌肉病变。

本病属中医学"实秘""虚秘""气秘""风秘""痰秘""冷秘""热秘""三焦秘""幽门秘""直肠结""脾约"范畴。中医认为，便秘主要由燥热内结、气机郁滞、气虚阳衰和阴亏血少等病因所引起，主要分为以下证型。

1. 热秘

大便干结，小便短赤，面红身热，或兼有腹胀腹痛，口干口臭。舌红苔黄或黄燥，脉滑数。苔黄燥为热已伤津化燥；脉滑数为里实之征。

2. 气秘

大便秘结，欲便不得，嗳气频作，胸胁痞满，甚则腹中胀痛，纳食减少。苔薄腻，脉弦。

3.气虚

虽有便意，临厕努挣乏力，挣则汗出短气，便后疲乏，大便并不干硬，面色㿠白，神疲气怯。舌淡嫩、苔薄，脉虚。

4.血虚

大便秘结，面色无华，头晕目眩，心悸，唇甲色淡。舌淡，脉细涩。

5.冷秘

大便艰涩，排出困难，小便清长，面色㿠白，四肢不温，喜热怕冷，腹中冷痛，或腰背酸冷。舌淡、苔白，脉沉迟。

第一节　中药内服偏验方

麻仁丸

【组成】火麻仁 20g，芍药、厚朴各 15g，枳实、杏仁各 12g，大黄 6g。

【制法用法】上药加水 800ml，浸泡 30 分钟。小火煎到 300ml，取汁后再加清水 300ml，煎至 200ml，两煎混合。每次服 250ml。早晚分服，1 个月为 1 个疗程。

【功效主治】清热润肠。主治热秘。

三白枳甘汤

【组成】生白术、炒白芍、茯苓各 30g，枳壳、炙甘草各 10g。

【制法用法】水煎分 2 次。每日 1 剂，7 日为 1 个疗程。

【功效主治】健脾养胃，益气和中。主治习惯性便秘、老年性便秘。

通便荡肠汤

【组成】黄芩 10g，天花粉、白术、炒莱菔子各 15g，杏仁泥、桃仁泥各 6g，炒槟榔 8g，生甘草 3g。

【制法用法】每剂药水煎 2 次，每次 20 分钟，将 2 次药液混合 400ml。分 2 次口服（饭后 1 小时为宜），早晚各服 200ml。

【功效主治】健脾益肺，滋阴养胃，润肠通便。主治便秘。

生地黄汤

【组成】生地黄 20g。

【制法用法】加水 400ml，大火煮沸后改小火煎 10 分钟，取药汁 200ml，二煎加水 300ml，取汁 200ml，两煎混合。当茶饮频服。

【功效主治】润肠通便。主治便秘。

疏肝润肠方

【组成】郁李仁（打）30g，柴胡 10g，枳壳、白芍各 20g，槟榔、杏仁（打碎）各 15g，炙甘草 3g。

【制法用法】水煎服。每日 1 剂，共服 4 周。

【功效主治】疏肝解郁，润肠通便。主治肝郁气滞型便秘。

大柴胡汤

【组成】柴胡 12g，黄芩、法半夏、白芍、枳实、大黄（后下）

各 10g，生姜 6g，大枣 6 枚。

【制法用法】加水连煎 2 次，共取药液 600ml。每日 1 剂，每日早、晚各服 250ml。

【功效主治】和解少阳，内泻热结。主治热结便秘。

养阴润燥汤

【组成】火麻仁 30g，郁李仁、麦冬、玄参各 20g，桃仁、厚朴、枳实、杏仁各 15g。

【制法用法】水煎服。每日 1 剂，每日 3 次，每次 200ml 左右。

【功效主治】活血理气，润燥通便。主治便秘肠燥者。

通幽汤

【组成】生地黄、熟地黄、天花粉各 30g，白术、生甘草各 18g，当归 12g，升麻、桃仁、红花各 6g。

【制法用法】水煎服。每日 1 剂，日服 2 次。

【功效主治】养血活血，润燥通便。主治噎膈之大便燥结。

滋阴润燥方

【组成】生首乌 15g，玉竹、大腹皮、枳壳、台乌药各 10g，青皮、陈皮各 5g。

【制法用法】水煎服。每日 1 剂，日服 2 次。

【功效主治】滋阴润燥，破气消滞。主治肠燥气滞便秘。

益气运肠汤

【组成】黄芪、肉苁蓉、何首乌各 30g，当归 15g，桃仁、升麻各 10g，火麻仁、枳壳各 12g。

【制法用法】水煎服。每日 1 剂，日服 2 次，饭前口服。

【功效主治】健脾温肾，平补气阴，润肠通便。主治便秘。

术芍火麻仁汤

【组成】白术、白芍、生何首乌各 20g，决明子、火麻仁、瓜蒌仁各 15g，杏仁、枳壳各 12g，甘草 6g。

【制法用法】水煎服。每日 1 剂，日服 2 次。

【功效主治】润肠通便。主治便秘肠燥者。

清肠饮

【组成】怀牛膝、何首乌各 15g，肉苁蓉、当归、枳壳、泽泻、升麻、白芍各 10g。

【制法用法】水煎服。每日 1 剂，早晚 2 次。

【功效主治】温肾益精，润肠通便。主治冷秘。

芪地汤

【组成】黄芪 20g，生地黄、当归各 15g，茯苓、党参、白术各 12g，陈皮 10g。

【制法用法】水煎服。每日 1 剂。

【功效主治】益气养血，润肠通便。主治气虚便秘。

温脾汤

【组成】人参、当归各 15g，干姜 4g，制附子（先煎）6g。

【制法用法】水煎服。每日 1 剂，早晚 2 次。

【功效主治】温阳益气，润肠通便。主治虚寒便秘。

滋肾润肠汤

【组成】炙黄芪 15g，太子参、当归、白芍、肉苁蓉、生何首乌、枸杞子、火麻仁各 10g。

【制法用法】水煎服。每日 1 剂，早晚 2 次。

【功效主治】补脾益气，滋肾润肠。主治便秘。

白术通便汤

【组成】生白术 60g，当归、生地黄、枳实各 20g，升麻 6g，甘草 10g。

【制法用法】煎熬 3 次，煮沸 20 分钟。每日 1 剂，将药液混合后，分 3 次口服。7 日为 1 个疗程。

【功效主治】益气生津，滋阴养血，润肠通便。主治便秘。

二白通便汤

【组成】白术、白芍各 30g，黄芪 15g，当归、防风各 10g，甘草 6g。

【制法用法】上药先以凉水浸泡 15 分钟后再水煎温服。每日 1 剂。连续服用 20 日为 1 个疗程。

【功效主治】益气润肠。主治便秘。

瓜芍灵汤

【组成】木瓜 5g，白芍 20g，威灵仙 15g。

【制法用法】水煎服。每日 2~3 次，7 日为 1 个疗程。

【功效主治】养阴行气通便。主治便秘。

归首肉仁汤

【组成】杏仁 5g，当归、何首乌、肉苁蓉、瓜蒌仁、生地黄、玄参各 15g。

【制法用法】水煎 2 次兑匀分服。重者每日 1 剂，轻者可 2 日服 1 剂。大便通畅稳定后可改用 3~6 日服 1 剂。

【功效主治】滋阴养血，润肠通便，补益肾气。主治便秘。

枳实北杏仁汤

【组成】枳实、北杏仁、瓜蒌仁各 12g，厚朴 10g，火麻仁、郁李仁各 20g，玄参 15g。

【制法用法】水煎服。每日 1 剂，日服 2 次。

【功效主治】顺气行滞，润肠通便。主治大便干结，腹部胀满，心烦口干，小便短赤者。

六磨汤

【组成】沉香、木香各 10g，槟榔 15g，乌药、枳实各 12g，大黄 6g。

【制法】水煎服。每日 1 剂，日服 2 次。

【功效主治】顺气行滞。主治气秘。

麻子仁丸

【组成】麻子仁 30g，厚朴、枳实各 15g，大黄（后下）10g，北杏仁 12g，白芍 16g，生地 40g。

【制法用法】水煎服。每日 1 剂，日服 2 次。

【功效主治】润肠泄热，行气通便。主治便秘属脾胃燥热、津液不足的脾约证。

黄芪汤加味

【组成】黄芪 20g，陈皮 10g，党参 18g，当归 12g，火麻仁 30g，炙甘草 6g。

【制法用法】水煎服。每日 1 剂，日服 2 次。

【功效主治】健脾益气润肠。主治大便不畅，便后疲乏，面色发白，体质虚弱，腹中冷痛者。

润肠丸

【组成】火麻仁 30g，生地黄、何首乌各 20g，肉苁蓉 18g，当归 12g，桃仁、枳壳各 10g。

【制法用法】水煎服。每日 1 剂，日服 2 次。

【功效主治】养血润燥，引气下行。主治大便干结，排出困难，面色萎黄无华，头晕健忘，心悸气短者。

小贴士

中医对便秘的辨证论治方法

中医认为便秘在伤寒、温热病等过程中出现者，多为热证。由于内热肠燥，大便不能润下。同时因大便秘结而邪热不得下达，在下则腹满胀痛，在上则烦躁不安，甚至神昏谵语。伴见壮热，自汗口渴，脉象滑数，舌苔黄腻或干燥少液，治法采取急下，用大、小承气汤。凡热盛便秘最易伤阴，引起咽喉肿痛等症，故亦称急下存阴，应用脾约麻仁丸和增液承气汤。热证便秘用泻剂是一种常法，但不必要时并不以攻下为主法，仅在处方内加入火麻仁、瓜蒌仁、郁李仁等润肠药即可。表里证并见的，还可用凉膈散表里双解。

杂证上出现如单纯的经常性便秘，有"热秘""气秘""虚秘""冷秘"4种。热秘伴口臭溲赤，宜清润苦泻，用脾约麻仁丸、更衣丸；气秘伴胸胁满闷，宜顺气行滞，用六磨汤；虚秘为头晕咽干，便后乏力气短，宜养阴润燥或益气润肠，用五仁丸、黄芪汤；冷秘多见于老人，伴有轻微腹痛，温则减轻，脉象沉迟，宜温通破阴，用半硫丸、苁蓉润肠丸。产后便秘，多由血虚，血虚则津液亏损，不能濡润肠道而致便秘，宜润下为主，在养血方内加麻仁、柏子仁之类。

第二节　食疗偏方

番泻叶蜂蜜茶

【组成】番泻叶 3~5g，蜂蜜 20g。

【制法用法】番泻叶洗净，用开水冲泡 10 分钟左右，去叶，兑入蜂蜜即成。每日 1~2 次，温服。

【功效主治】清热通腑，润肠通便。适用于热结便秘者。

冰糖炖香蕉

【组成】香蕉 2 只，冰糖适量。

【制法用法】香蕉去皮，加冰糖适量，隔水蒸。每日 2 次，连服数日。

【功效主治】清热润肠通便。适用于治疗阴虚内热之便秘者。

荠菜烧猪肉

【组成】五花猪肉 150g，荠菜 250g，猪油 25g，精盐 3g，白糖 10g，酱油 15g。

【制法用法】将五花猪肉切成较大的方丁，放入沸水中烫一下，焯去血水。锅上火，加入猪油，待热后投入猪肉丁煸炒，加入精盐、白糖、酱油、清水，烧煮成红烧肉。荠菜去根，去老叶，洗净。待红烧肉将烧好时，投入荠菜，再烧 5~8 分钟即成。适量食用。

【功效主治】清热凉血，润肠通便。适用于热结型便秘者。

生地黄粥

【组成】生地黄汁约 50ml，粳米 100g，蜂蜜 30g。

【制法用法】新鲜生地黄洗净后切段榨汁，或用于地黄煎汁。先用粳米加水煮粥，沸后加入地黄汁和蜂蜜，煮成稀粥。日服 1~2 次。

【功效主治】清热滋阴，润肠通便。适用于中老年人肠胃积热、热盛便秘者。

炸香蕉

【组成】香蕉 250g，鸡蛋 1 个，面粉 150g，糖 25g，香草片 1/3 片，花生油 75g，细糖粉 10g。

【制法用法】将面粉放入盆内，加糖、香草片（压成粉）、鸡蛋黄、水（150g）搅拌均匀。将鸡蛋清用筷拍打成泡沫状，渗入面糊内。香蕉剥去皮，竖切开。放入盆内滚上面糊。锅内放入花生油，烧至八成热，将滚过面糊的香蕉放入，炸至金黄色并熟透，迅速捞出，趁热装盘，撒上一层细糖粉即成。佐餐适量食用。

【功效主治】清热润肠。适用于大便干结、痔疮出血者。

决明子蜜

【组成】决明子 500g，蜂蜜 1000g，冰糖 50g。

【制法用法】决明子快速洗净，倒入大瓦罐内，加冷水浸没。再加水一大碗，用小火慢煎 1 小时。约剩药液一大碗时，滤出头汁。然后加冷水两大碗，再煎汁，约剩药液大半碗时，滤出，弃渣。将头汁、二汁、蜂蜜、冰糖，倒入大砂锅内：小火煎熬半小时，离火，冷却，装瓶，盖紧。每晚临睡前 2 匙，开水冲服。或早晚各 1 匙。

【功效主治】清肝明目，润肠通便。适用于老年习惯性便秘者。

花粉决明子粥

【组成】天花粉 30g，决明子 30g，大米 60g。

【制法用法】先将天花粉、决明子加水适量，煎煮 20 分钟后，去渣取汁。入大米煮成粥，加红糖适量即成。早晚分服。

【功效主治】清热养阴，润肠通便。适用于大便干结、小便短赤者。

黄芪玉竹煨兔肉

【组成】黄芪 30g，玉竹 15g，兔肉 500g，葱、姜、精盐、料酒适量。

【制法用法】将黄芪、玉竹择净，兔肉切块，用水焯洗干净，加葱、姜，一起放入锅内。加水适量，煮沸后加入料酒、精盐适量，再用文火煮烂即成。适量食用。

【功效主治】补气润肠。适用于气虚便秘者。

白术粥

【组成】生白术 40g，大米 100g。

【制法用法】将生白术加水适量，煎煮取汁，加大米煮为稀粥即可。早晚服食。

【功效主治】健运脾胃，导滞通便。适用于脾胃虚弱所致的老人便秘。

黄芪蜜粥

【组成】黄芪 10g，大米 100g，蜂蜜适量。

【制法用法】将黄芪择净，水煎取汁，加大米煮粥。待熟时调入蜂蜜，再煮一二沸即成。趁温热空腹服用，每日 1~2 次。

【功效主治】益气养血，润肠通便。适用于老年人气虚便秘和病后、产后气虚便秘者。

黄芪蜂蜜饮

【组成】黄芪 30g，陈皮 10g，蜂蜜 30g。

【制法用法】黄芪、陈皮加水煮 20 分钟，取汁 300ml，加入蜂蜜搅匀即可。每日 1 次，可作为早餐之饮料。

【功效主治】补益脾肺，理气消滞，润肠通便。适用于脾肺气虚所致的大便秘结者。

黄芪芝麻蜂蜜糊

【组成】黄芪 30g，黑芝麻 60g，蜂蜜适量。

【制法用法】将黑芝麻捣碎磨成糊状，煮熟后调入蜂蜜。黄芪加水煎煮，去渣取汁，冲入芝麻蜂蜜糊中即成。早晚分服。

【功效主治】益气养血，润肠通便。适用于气虚便秘者。

灵芝黄芪炖猪肉

【组成】灵芝 20g，黄芪 20g，猪瘦肉 400g，味精、料酒、精盐、葱段、姜片、花生油各适量。

【制法用法】将猪肉洗净，下入沸水锅中焯一下，捞出洗净，切片。将灵芝洗净切片；黄芪洗净切段。锅上火，放入花生油烧热，投入肉片煸炒至水干，烹入料酒，加入葱、姜、精盐、清水，用旺火烧沸，再加入灵芝片、黄芪段。改用小火焖烧至肉熟烂，拣出葱、姜、灵芝、黄芪，放入味精出锅即成。佐餐食用。

【功效主治】补气滋阴润燥。适用于气虚便秘者。

紫苏麻仁粥

【组成】紫苏子 15g，麻子仁 15g，粳米 100g。

【制法用法】先将紫苏子、麻仁捣烂如泥，然后加水慢研，滤汁去渣。再同粳米一起煮为稀粥食用。每日 2 次。

【功效主治】润燥通便。适用于体虚肠燥便秘。

小米桂圆粥

【组成】小米 150g，桂圆肉 25g，白糖适量，糖玫瑰少许。

【制法用法】将小米去杂，淘洗干净，放入锅内，加水适量。

煮至小米酥熟，放入桂圆肉、白糖，用旺火烧沸。米烂即可出锅装碗，撒上糖玫瑰即成。每日 2 次，早晚服食。

【功效主治】补心脾，益气血。用于气血两虚便秘效果甚佳。

胡桃粥

【组成】胡桃仁 15 个，大米 60g。

【制法用法】胡桃仁捣碎，放入锅内，浸泡 30 分钟，加清水适量，加大米煮为稀粥即成。每日 1 次。

【功效主治】补肾纳气，润肠通便。适用于肾亏便结。

黄芪槟榔粥

【组成】黄芪 10g，槟榔 15g，粳米 100g，蜂蜜 20g。

【制法用法】将黄芪、槟榔片煎汁去渣，与粳米煮粥，熟后调入蜂蜜食用。每日 2 次。

【功效主治】补中益气，消积下气，润燥通便。适用于脾胃气虚、气机郁滞之便秘。

白术升麻汤

【组成】生白术 60g，升麻 3g。

【制法用法】将生白术、升麻加水适量，煎汤服。可加适量蜂蜜。每日 2 次。

【功效主治】健脾益气通便。适用于脾胃气虚之便秘。

蜜汁薯块

【组成】红薯 1500g，罐头樱桃 20 个，生鸡油 50g，花生油 1000ml（约耗 100ml），蜂蜜 300g。

【制法用法】先将红薯洗净去皮，切成菱形块。锅内加入花生油烧热，油沸后把薯块放入，炸至半熟时捞出，控净油。锅内加水 250ml 左右，烧开，放入鸡油和薯块，盖上盖，用小火煮烂。取出薯块放入盘内，放入樱桃，再将蜜汁浇在盘中即成。佐餐适量食用。

【功效主治】益气和中，润肠通便。适用于脾胃气虚所致的大便秘结。

苁蓉羊肉粥

【组成】肉苁蓉 20g，精羊肉、大米各 60g。

【制法用法】取肉苁蓉水煎取汁，加精羊肉、大米煮为稀粥，调味服食。每日 1 次。

【功效主治】温阳通便。适用于阳虚便秘者。

核桃蜂蜜羹

【组成】核桃树枝 50g，核桃仁 30g，蜂蜜 30g。

【制法用法】先将核桃仁拣杂，洗净，晒干后研成粗末，备用。将核桃树枝洗净，晾干，切成小段或切成片，放入砂锅，加足量水浸泡 30 分钟。大火煮沸，改用小火煨煮 3 小时，用洁净纱布过滤。取滤汁再放入砂锅，加入核桃仁粗末，视需要可酌加清水，拌匀。继续用小火煎煮 30 分钟，离火。待其温热时加入蜂蜜拌和呈羹状。早晚 2 次分服。

【功效主治】温阳润肠通便。适用于阳虚便秘者。

菠菜猪血汤

【组成】菠菜 200g，猪血 150g，盐少许。

【制法用法】将新鲜菠菜洗净切断，猪血切成块状，加清水适量煮汤，调味即可。佐餐，饮汤吃菜。每日或隔日 1 次，连服 2~3 次。

【功效主治】养血润肠通便。适用于便秘血虚者。

韭菜汁白酒饮

【组成】鲜韭菜 500g，酒一小杯（约 50g），开水半杯。

【制法用法】将鲜韭菜洗净后绞汁一小杯。将酒及开水冲入，混匀。顿服，每日 1 次。

【功效主治】温阳行气通便。适用于阳虚常年大便干燥者。

锁阳苁蓉膏

【组成】锁阳 500g，肉苁蓉 500g，蜂蜜 250g。

【制法用法】将前 2 味药的饮片洗净，用砂锅加清水煎为浓汁，取汁待用。药渣再浓煎，取药汁。两次的药汁混合后用砂锅熬为膏，加入蜂蜜，调匀，放入陶器中储藏。每日饭前服，每次 3 汤勺，用温开水调服。

【功效主治】补肾壮阳，润肠通便。适用于肾阳亏虚便秘者。

木耳海参炖猪肠

【组成】木耳 15g，海参 30g，猪大肠 150g，盐、酱油、味精各少许。

【制法用法】猪大肠翻开洗净，加水同木耳、海参炖熟，入调料。吃木耳、海参、大肠，饮汤。

【功效主治】滋阴润肠通便。适用于老年血虚肠燥便秘者。

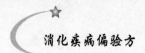

红薯粥

【组成】红薯 150g，白米适量。

【制法用法】红薯洗净，去皮，切成小块状后，与白米加水共煮成粥。2 次／日，作早餐或晚餐服食。

【功效主治】润肠通便。适用于需行气通便者。

蜂蜜麻油冲蛋花

【组成】蜂蜜 30g，麻油 15g，鸡蛋 2 个。

【制法用法】水烧沸，打入鸡蛋呈蛋花汤，用此汤冲蜂蜜、麻油，搅匀。1 剂／日，分 2 次服，连服数日。

【功效主治】滋阴润肠通便。适用于阴虚便秘者。

决明苁蓉茶

【组成】决明子、肉苁蓉各 10g，蜂蜜适量。

【制法用法】决明子炒熟、研细，与肉苁蓉同加沸水冲泡，滤液，加蜂蜜。代茶饮。

【功效主治】温阳润肠通便。适用于习惯性便秘、老年性便秘。

芝麻粥

【组成】黑芝麻 10g，粳米 250g，蜂蜜适量。

【制法用法】芝麻仁放热锅内炒熟。然后粳米加水，煮至八成熟时，放入芝麻仁、蜂蜜，拌匀后继续煮至成粥。2 次／日，作早餐或晚餐服食。

【功效主治】润肠通便。适用于便秘肠燥者。

油菜汁饮

【组成】新鲜油菜 200g。

【制法用法】将油菜洗净，捣绞取汁液。每日饮服 2~3 次。

【功效主治】清热解毒通便。适用于热结便秘者。

葵菜粥

【组成】鲜葵菜 100g，大米 50g。

【制法用法】先将葵菜洗净，切细备用。大米淘净，放入锅内，加清水适量煮粥。待熟时加入葵菜，再煮一二沸即成。每日1 剂，连服 3~5 日。

【功效主治】清热润肠，凉血解毒。适用于胃肠积热所致的大便秘结者。

萝卜小米粥

【组成】萝卜 150g，小米 150g。

【制法用法】将萝卜去根、顶，切成小薄片。将小米去杂，淘洗干净，放入锅内，加水适量。用旺火烧沸后，加入萝卜片，再用中小火煮至米、菜烂熟，出锅即成。每日 1~2 次。

【功效主治】清热降气，益气和中。适用于老年人热结型便秘。

硝菔通结汤

【组成】鲜萝卜 750g，净朴硝 50g。

【制法用法】鲜萝卜 250g 切片，净朴硝 50g，加水 2500ml 同煮。萝卜熟烂捞出，余汤再入萝卜 500g，煮烂捞出。如此连煮，得萝卜汁 1000ml。分 3 次温服，1 日服完。

【功效主治】软坚通结，清热通腑。适用于热结型较甚的便秘者。

香蕉粥

【组成】香蕉 2 个，大米 50g，白糖适量。

【制法用法】将香蕉去皮，择净，捣泥备用。取大米淘净，放入锅内，加清水适量煮粥。待粥熟时加入香蕉、白糖，稍煮片刻即成。每日 1 剂。

【功效主治】清热润肠。适用于痔疮出血、大便燥结者。

胡萝卜蜂蜜方

【组成】胡萝卜 150g，蜂蜜适量。

【制法用法】将胡萝卜洗净煮熟，调蜂蜜服用。每日 1~2 次。

【功效主治】清热散结通便。适用于热结型便秘。

蜂蜜金银花茶

【组成】金银花 30g，蜂蜜 20g。

【制法用法】将金银花加水 2 碗，用砂锅煎煮。文火煎成 1 碗后，过滤取其药汁，然后加蜂蜜调匀。每日早晚温服。

【功效主治】清热润肠通便。适用于胃热较盛之便秘者。

核桃仁芝麻糖

【组成】核桃仁 1 份，黑芝麻 1 份，红糖 2 份。

【制法用法】先将核桃仁、黑芝麻炒香。然后把红糖放锅内加清水，用火熬至稠黏时，加入核桃仁、黑芝麻，搅匀停火。倒入干净的瓷盘内，凉后划成小块。每次服 15g，日服 2 次。

【功效主治】补肾养血，润肠通便。适用于阳虚便秘者。

胡麻仁粥

【组成】胡麻仁 10g，大米 100g，白糖适量。

【制法用法】将胡麻仁择净，炒香备用。先将大米淘净后放入锅内，加清水适量煮粥。待粥熟时调入胡麻仁、白糖等，再煮一二沸即成。每日 1 剂，连服 3~5 天。

【功效主治】润肠通便。适用于老年性便秘、病后体虚便秘及妇人产后便秘。

首乌粥

【组成】首乌 30g，大米 60g。

【制法用法】将首乌洗净，水煎取汁，加大米煮成稀粥即成。早晚服食。

【功效主治】滋补肝肾，补血润肠。适用于血虚便秘者。

锁阳苁蓉粥

【组成】锁阳 10g，肉苁蓉 10g，大米 100g。

【制法用法】先将锁阳、肉苁蓉洗净，水煮 50 分钟，取其药液备用。大米洗净，放入锅内，倒入药液，加适量水，煮粥。粥熟烂后食用。上述为 1 日量，分 2 次食用。

【功效主治】温肾润肠通便。适用于阳虚便秘者。

淫羊藿苁蓉酒

【组成】淫羊藿 100g，肉苁蓉 50g，好白酒或米酒 500ml。

【制法用法】将上2味药浸入酒中，封盖。15天后可饮用。每日3次，每次一小杯。

【功效主治】补肾壮阳。适用于肾阳虚便秘者。

五仁粥

【组成】芝麻、松子仁、胡桃仁、桃仁（去皮尖、炒）、甜杏仁各10g，粳米200g。

【制法用法】五仁混合碾碎，入粳米，共煮稀粥，加糖适量。每日早晚服用。

【功效主治】滋养肝肾，润肠通便。适用于老人气血不足之便秘。

大枣五仁泥

【组成】松子仁、麻仁、柏子仁、黑芝麻、杏仁各100g，大枣500g。

【制法用法】大枣煮熟，去皮核，制成枣泥。以上五仁捣至细碎，与枣泥混匀，置一密闭容器内备用。每日早晚各一小匙。

【功效主治】滋补肝肾，益气养血，润肠通便。适用于肝肾亏虚、阴血不足之便秘者。

菠菜芝麻粥

【组成】菠菜250g，芝麻50g，粳米100g，调料适量。

【制法用法】将粳米洗净后放入锅中，加入适量水，煮至米开花时放入菠菜。待煮沸后放入芝麻、盐、味精即成。空腹时服用，每日1~2次。

【功效主治】润燥通便，养血止血。适用于老年性便秘、痔疮等。

芝麻兔肉

【组成】兔肉 500g，黑芝麻 60g。

【制法用法】将黑芝麻洗干净，炒香备用。将兔肉切成块，放在砂锅内加水适量煮熟。待水焖干后加少许盐及调味品，将炒香的芝麻撒在兔肉上即成。适量食用。

【功效主治】养血润燥，补益肝肾。适用于老年肝肾亏虚、阴血不足所致的大便秘结。

蜜糖牛奶芝麻

【组成】蜜糖、芝麻各 20g，牛奶 150ml。

【制法用法】先将芝麻炒熟后研成细面，牛奶煮沸后，放入芝麻细面和蜜糖调匀。早上起床后空腹食用。

【功效主治】滋阴养血，润肠通便。适用于妇女产后便秘。

首乌苁蓉汤

【组成】何首乌、肉苁蓉各 12g，牛膝、炒枳壳各 9g，蜂蜜或白糖适量。

【制法用法】以上 4 味药加水煎煮 40 分钟左右，去渣取汁，再加入蜂蜜或白糖适量即成。温服。每日 1 剂，早晚空腹饮用。

【功效主治】温补肾阳，润燥通便。适用于妇女产后便秘。

芝麻杏仁糊

【组成】黑芝麻、粳米各 50g，杏仁 10g。

【制法用法】用水将以上 3 味泡透后研磨成糊，煮熟后加糖。每日 1~2 次。

【功效主治】益气养血，润燥通便。适用于妇女产后便秘。

核桃肉散

【组成】核桃肉 100g。

【制法用法】将核桃肉放在锅中炒香脆后研为细末备用。每晚睡前服 20g，大便通畅后改为每晚服 10g。

【功效主治】养血滋阴，润肠通便。适用于妇女产后便秘。

香油茶

【组成】香油 20g，白糖 1 匙。

【制法用法】以上 2 味调和拌匀，加入适量开水即可。当茶饮，每日 1 次。

【功效主治】养血滋阴，润燥通便。适用于妇女产后便秘。

苏麻粥

【组成】苏子、芝麻各 15g，粳米 100g。

【制法用法】将苏子、芝麻捣碎，粳米用水淘净，一起煮粥。每日早晚服用。

【功效主治】顺气润肠，养血通便。适用于老人、妇女产后及久病体虚便秘。

当归鸭肉汤

【组成】鸭 1 只，当归 30g，食盐少量。

【制法用法】将鸭与当归清炖，肉熟调味即可。吃肉喝汤，分次服食。

【功效主治】养血补虚，润肠通便。适用于血虚大便秘结者。

松仁粥

【组成】松子仁 20g，大米 100g。

【制法用法】取松子仁研碎，置锅内，加清水适量浸泡 30 分钟后，加入大米煮为稀粥即可。每日早晚服食。

【功效主治】润肠通便。适用于妇女产后便秘者。

猪油蜜

【组成】熟猪油 100g，蜂蜜 50g。

【制法用法】将熟猪油与蜂蜜盛在碗里隔水蒸煮，直至猪油完全溶化时调匀。每日清晨空腹时或临睡前服用 10ml。

【功效主治】滋阴养血，润燥通便。适用于肠燥津伤的习惯性便秘。

麻子仁粥

【组成】麻子仁 20g，大米 100g，白糖适量。

【制法用法】先将麻子仁择净，捣碎，放入锅内，加水适量，浸泡 5~10 分钟后，水煎取汁。加大米煮成稀粥，调入白糖即成。每日 1 剂，连服 3~5 日。

【功效主治】润肠通便，滋阴补虚。适用于津枯肠燥所致的大便秘结者。

当归枸杞粳米粥

【组成】当归 10g，枸杞子 15g，粳米 100g，红糖少许。

【制法用法】先将当归、枸杞子洗净，加水适量煮沸，用文火再煮 20 分钟，加入粳米煮粥。待粥已成，加入红糖适量，即可。每日 2 次，早晚服用，3~5 日为 1 个疗程。

【功效主治】补血养血，润肠通便。适用于血虚肠燥便秘者。

郁李仁粥

【组成】郁李仁 10g，大米 100g。

【制法用法】先将郁李仁择净，捣碎，放入锅内，加水适量。浸泡 5~10 分钟后，水煎取汁，加大米煮成稀粥即成。每日 1 剂，连服 2~3 日。

【功效主治】润肠通便，利水消肿。适用于大便干燥难解，小便不利者。

桑椹粥

【组成】桑椹 30g，糯米 60g，冰糖适量。

【制法用法】先将桑椹洗净，加清水适量，煎煮取汁。放入糯米煮粥，加入冰糖适量即成。每日 1 次。

【功效主治】补益肝肾，滋阴养血，润肠通便。适用于肝阴亏虚的便秘者。

蜂蜜甘蔗汁

【组成】蜂蜜、甘蔗汁各 1 杯。

【制法用法】将上述两汁混合拌匀。每日早晚空腹饮。

【功效主治】清热润肠。适用于热结便秘者。

雪耳大枣汤

【组成】雪耳 10g，大枣 15 枚，冰糖适量。

【制法用法】将上述材料放盅内隔水炖 1 小时后服食。每日 1 次。

【功效主治】益气滋阴通便。适用于便结难解，头晕心悸，面黄苍白者。

百合汤

【组成】百合 50g，蜂蜜适量。

【制法用法】百合加水煮至熟透，加蜂蜜适量服食。每日 1 次。

【功效主治】滋阴润肠通便。适用于便结如羊粪，手足心热，咽干口燥者。

芝麻核桃粉

【组成】黑芝麻、核桃仁各等份。

【制法用法】将黑芝麻、核桃仁炒熟，研成细末，装于瓶内。每日 1 次，每次 30g，加蜂蜜适量，温水调服。

【功效主治】滋阴养血，润肠通便。适用于阴血不足的便秘。

橘皮饮

【组成】橘皮若干，白糖、蜂蜜适量。

【制法用法】将橘皮切成细丝，加白糖、蜂蜜适量，煮沸，冷却。每次一汤匙，每日服 3 次。

【功效主治】理气润肠通便。适用于便秘者。

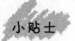

小贴士

长期便秘患者的饮食禁忌

（1）忌食易胀气、不易消化的食物：常见的有红薯、土豆、洋葱等食物，这些食物在食入后就会产生胃肠胀气；加重便秘患者的腹胀、腹痛症状。

（2）忌食柿子、莲子、高粱、石榴等收涩性食物：因为这些食物都比较收敛固涩，便秘患者食入后可使肠蠕动减弱，大便难以排出。

（3）少食过甜的、乳类食物：因为食太多的糖能减弱胃肠道的蠕动，便秘患者食用过多，则大便更难以排出，加重病情；牛奶中含有钙质，饮用过多，会使大便干燥难以排出。

（4）忌饮酒、咖啡、浓茶等刺激性饮料：因为各种酒类、咖啡都属温热性质，这些都可耗伤肠道津液，导致大便干结，加重便秘；而茶叶中所含的鞣酸有收敛作用，可使肠蠕动减弱，大便难以排出。

（5）辛辣刺激、温热性食物也是便秘患者饮食上的禁忌：常见的有辣椒、胡椒、花椒等，还有羊肉、狗肉、牛肉、公鸡肉、荔枝等，进食后会加重胃肠燥热，伤津耗液，使大便更加干结，排便困难。

严格来说，便秘患者平时一定要对自己的饮食搭配非常严格，多吃一些蔬菜和高纤维的食物。另外，患有便秘的人平时一定要多喝白开水和淡盐水，这样能有效地帮助体内毒素排出，恢复身体健康。

参考书目

《医方考》

《简明医彀》

《备急千金要方》

《奇效良方》

《解围元薮》

《证治准绳·类方》

《世医得效方》

《明医指掌》

《古今医鉴》

《校注医醇賸义》

《医学妙谛》

《医学传灯》

《医方集宜》

《太平惠民和剂局方》

《太平圣惠方》

《普济本事方》

《仁斋直指方论（附补遗）》

《偏方大全》

《消化病中医经验集成》

《中国中医秘方大全》

《饮食养生全方略》

《茶文化与保健药茶》

《饮食养生全方略》

《胃肠道食疗秘笈》

《新编健康饮食与经典家常菜一本全》

辽宁中医杂志

中医杂志

黑龙江中医药

浙江中医杂志

福建中医药

广西中医药

河北中医

白求恩医科大学学报

中国中西医结合杂志

陕西中医

江西中医药

云南中医中药杂志

中国中医药信息杂志

上海中医药杂志

甘肃中医

实用中医药杂志

中医研究

中医函授通讯

上海医学

吉林中医药

中药材

四川中医

湖南中医学院学报

甘肃中医学院学报

新疆中医药

中国乡村医生

贵阳中医学院学报

湖南中医药导报

云南中医学院学报

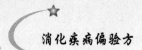
浙江中医学院学报	陕西中医函授
中医外治杂志	中医药学报
中医药研究	